国家卫生健康委员会"十四五"规划教材

全国中等卫生职业教育配套教材

供护理专业用

病理学基础
学习指导

主　编　周士珍　黄晓红

副主编　曹冬霞　蔺媛媛

编　者（以姓氏笔画为序）

于　琨（淄博市中心医院）　　　　黄晓红（山东省莱阳卫生学校）

周士珍（安徽省淮南卫生学校）　　曹冬霞（云南省临沧卫生学校）

赵　鸿（长治卫生学校）　　　　　崔丽萍（山东省烟台护士学校）

夏慧慧（吕梁市卫生学校）　　　　蔺媛媛（秦皇岛市卫生学校）

徐威威（山东省莱阳卫生学校）　　樊　欣（梧州市卫生学校）

郭　静（牡丹江市卫生学校）

人民卫生出版社

·北京·

图书在版编目（CIP）数据

病理学基础学习指导 / 周士珍，黄晓红主编. —北京：人民卫生出版社，2024.11

ISBN 978-7-117-35812-5

Ⅰ. ①病… Ⅱ. ①周… ②黄… Ⅲ. ①病理学－中等专业学校－教学参考资料 Ⅳ. ①R36

中国国家版本馆 CIP 数据核字（2024）第 018609 号

人卫智网	**www.ipmph.com**	医学教育、学术、考试、健康，购书智慧智能综合服务平台
人卫官网	**www.pmph.com**	人卫官方资讯发布平台

病理学基础学习指导

Binglixue Jichu Xuexi Zhidao

主　　编：周士珍　黄晓红
出版发行：人民卫生出版社（中继线 010-59780011）
地　　址：北京市朝阳区潘家园南里 19 号
邮　　编：100021
E - mail：pmph @ pmph.com
购书热线：010-59787592　010-59787584　010-65264830
印　　刷：河北博文科技印务有限公司
经　　销：新华书店
开　　本：787×1092　1/16　　印张：12
字　　数：221 千字
版　　次：2024 年 11 月第 1 版
印　　次：2025 年 1 月第 1 次印刷
标准书号：ISBN 978-7-117-35812-5
定　　价：36.00 元

打击盗版举报电话：**010-59787491**　**E-mail：WQ @ pmph.com**
质量问题联系电话：**010-59787234**　**E-mail：zhiliang @ pmph.com**
数字融合服务电话：**4001118166**　**E-mail：zengzhi @ pmph.com**

前　言

　　《病理学基础学习指导》是国家卫生健康委员会"十四五"规划教材·全国中等卫生职业教育教材《病理学基础（第4版）》的配套教材。本教材在编写中体现《病理学基础（第4版）》的编写思想与原则，与其内容统一，以病理学基础知识、基本理论和基本技能的综合运用为主线，对各章节学习内容明确学习目标、阐明学习重点与难点，有助于学生课后复习、加深理解、强化记忆，助力提升学习效果。

　　本教材以章为单元分为五个结构：学习要点、学习纲要、重点与难点解析、相关知识衔接、强化训练。学习要点：根据教学大纲要求，按掌握、熟悉、了解三级要求编写。学习纲要：将《病理学基础（第4版）》的主要内容通过思维导图等形式，高度概括、一目了然地展现出来，帮助学生理清思路、加强逻辑思维、培养有序的知识体系。重点与难点解析：采用表格、线路图、小结等形式强调重点和解决难点，力求重点突出、条理清晰、简明扼要，以期达到提纲挈领的效果，有利于学生复习和掌握。相关知识衔接：列举与章节相关的医学基础知识及一些密切联系的临床知识，旨在理解巩固学过的知识，为学习病理学做好铺垫，使学生所学知识更加系统化。强化训练：包括名词解释、填空题、选择题、简答题等，涵盖病理学基础教学大纲要求的主要内容，与护士执业资格考试接轨，使学生融会贯通所学知识，提高分析问题和解决问题的能力。选择题参考答案可以帮助学生在学习过程中检测自我学习效果。名词解释、填空题、简答题的答案在重点与难点解析中会涉及，故不再写出参考答案。

　　在本教材的编写过程中，全体编写人员付出很多努力，在此表示衷心感谢。由于编写人员学术水平有限，编写经验不足，书中难免存在一些不尽如人意之处，敬请广大师生提出宝贵意见，以便及时修订。

周士珍　黄晓红

2024年11月

目　录

绪　论

【学习要点】

1. 掌握病理学的常用研究方法及意义。
2. 熟悉病理学的概念、任务、地位、内容及常用观察方法。
3. 了解病理学的学习方法。

【学习纲要】

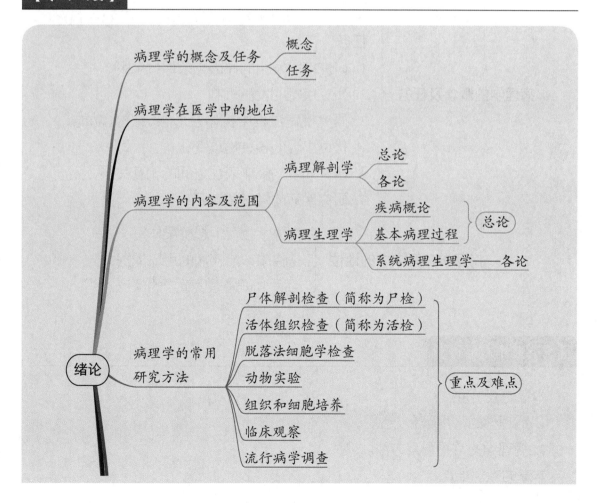

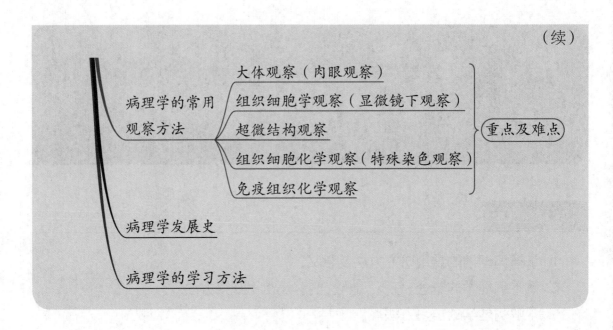

（续）

病理学的常用观察方法
- 大体观察（肉眼观察）
- 组织细胞学观察（显微镜下观察）
- 超微结构观察
- 组织细胞化学观察（特殊染色观察）
- 免疫组织化学观察

重点及难点

病理学发展史

病理学的学习方法

病理学的概念及任务
- **概念**
  是一门研究疾病发生、发展规律的学科
- **任务**
  1. 研究疾病发生的原因与条件（病因）
  2. 研究疾病的发生机制
  3. 研究疾病过程中机体在形态、结构、功能、代谢出现的各种病理变化
  4. 研究病变与临床表现之间的相互关系
  5. 研究疾病的经过和转归

病理学在医学中的地位
- 在医学教育中起桥梁作用
- 是临床诊治疾病的可靠依据
- 为医学研究提供重要的保证

【重点与难点解析】

本章的教学重点：

1. 病理学的常用研究方法。

2. 病理学的常用观察方法。

本章的教学难点：

1. 病理学的常用研究方法的应用及意义。
2. 病理学的常用观察方法的应用及意义。

尸体解剖检查
- **方法**
  指对死者的遗体进行全面系统的解剖学检查和组织学检查，是最终作出死亡原因诊断的检查方法
- **意义**
  1. 明确死亡原因
  2. 提高临床的诊治水平
  3. 尸检结果在法医案件中发挥着重要作用
  4. 及时发现某些传染病、地方病、少见病
  5. 积累丰富的教学标本和组织切片

活体组织检查
- **方法**
  是通过穿刺、切取、钳取或切除等方法，从患者体内取出病变组织，制成组织切片，在显微镜或电镜下观察，作出病理诊断的检查方法
- **应用及意义**
  1. 是目前临床病理应用最多、最广泛的研究方法
  2. 明确诊断
  3. 提高临床诊治水平
  4. 定期活检可推断预后，判断疗效

脱落法细胞学检查
- **方法**
  是采用刮取、吸取、穿刺抽吸等方法，采集病变表面脱落的细胞或体腔液、分泌物、排泄物中的脱落细胞，制成涂片，经光学显微镜观察，作出细胞学诊断的检查方法
- **优点**
  1. 简便易行
  2. 患者痛苦小
  3. 经济实惠
  4. 诊断快速
  5. 对肿瘤的普查和早期发现某些病变有重要意义
- **缺点（局限性）**
  仅能查见细胞形态变化，看不到组织结构的变化

动物实验

方法

是用人工的方法在动物体内复制各种疾病模型,来研究疾病发生发展规律、检测药物疗效及影响的方法

优点

1. 容易控制或改变实验条件和影响因素

2. 可在动物体内反复多次或重复实验

3. 定期在动物体内取活检或尸检,可动态观察病变的发生、发展

注意事项

1. 要遵循伦理学原则

2. 人与动物是有物种差异的

3. 通过动物实验得出的结果和数据不能直接应用于人体

组织和细胞培养

方法

指从人体或动物体内取出病变的组织或细胞,放入适宜的培养基内,通过改变培养基内、外环境,研究组织细胞病变的形成及发展规律

优点

1. 作用因素容易分离,减轻各因素间的干扰

2. 致病条件相对单一,易于控制

3. 结论相对准确,有利于结果的分析

缺点

1. 是独立于体外进行的,与复杂的体内环境差别较大,故不能将其研究结果直接等同于体内

2. 需时较长,不能满足临床病理快速诊断的需求

应用及意义

1. 多用于病理学的科研工作

2. 对研究细胞修复、肿瘤生长、细胞癌变、基因改变等有重要意义

大体观察（肉眼观察）

方法

指运用我们的眼睛,辅助以手的感觉以及放大镜、尺、秤等,来观察被检组织的大小、数量、形状、质地、颜色、重量、包膜等方面的变化

意义

是最基本、最重要的观察方法之一;在一定程度上有助于我们对病变性质的认定

组织细胞学观察（显微镜下观察）

- **方法**
  指将病变组织或细胞制成病理组织切片或细胞涂片，在光学显微镜下观察细胞形态、组织结构和间质的变化

- **意义**
  是最基本、最重要的观察方法之一；一般多能作出正确的病理诊断

超微结构观察

- **方法**
  指将病变组织或细胞制成超薄切片，用扫描和透射电镜观察细胞内部和表面的超微结构，从亚细胞或分子水平了解细胞的病变

- **局限性**
  由于扫描和透射电镜放大倍率过高，观察范围较小，难以观察到整个细胞或组织的全貌，故常需与大体观察和组织细胞学观察相结合

组织细胞化学观察（特殊染色观察）

- **方法**
  指利用某些染色剂与组织细胞中的某些化学成分（如蛋白质、糖原、脂肪、核酸、酶类等）具有高度亲和的特性，使组织或细胞呈现出不同的颜色，便于显微镜下观察

- **应用及意义**
  1. 可将组织细胞的形态、结构变化与功能、代谢变化相结合
  2. 用以诊断某些代谢性疾病
  3. 对某些病变进行鉴别诊断

免疫组织化学观察

- **方法**
  指利用免疫学和组织化学原理，对组织或细胞中的某些抗原成分进行染色，通过显微镜下观察，对抗原成分进行定位、定性、定量

- **应用**
  1. 已被广泛推广和应用
  2. 在病理诊断和鉴别诊断中发挥着重要作用

　　对上述重点、难点教学内容，教师应认真备课，做好教学课件，备好相应的视频、动画、微课等。讲解时应突出重点，讲深讲透；对上述教学难点——病理学的

常用研究方法和常用观察方法的应用及意义，任课教师一定要根据班级学生的认知能力和认知特点，深入浅出、简明扼要、提纲挈领地讲解，让学生对其有所了解即可。

学生课前应提前预习，课中认真听讲，做好笔记，多动脑，勤思考，课后多看教材和笔记，独立完成作业和课后测试题，反复多遍复习巩固，在充分理解的基础上进行记忆。另外还可通过课后讨论，线上线下查阅资料，观看尸体解剖视频、动画、微课及强化训练进行学习。

师生双方共同努力，以期达成师生掌握重点、突破难点的教学效果。

【相关知识衔接】

1. 尸体解剖检查　与正常人体解剖学、组织胚胎学的正常人体和组织细胞结构密切相关。

2. 组织细胞化学观察　与医用化学的各种染色剂和细胞生物学的蛋白质、糖原、脂肪、核酸、酶类的生物特性密切相关。

3. 超微结构观察　与医学生物学的组织细胞的超微结构密切相关。

4. 免疫组织化学观察　与病原微生物学、医学免疫学的抗原、抗体及免疫反应等相关知识密切衔接。

5. 活体组织检查、脱落法细胞学检查、组织和细胞培养和组织细胞学观察　以人体的正常组织结构和细胞形态为基础，以正常人体解剖及组织学为基础。

【强化训练】

（一）名词解释

1. 病理学

2. 尸体解剖检查

3. 活体组织检查

4. 脱落法细胞学检查

5. 动物实验

6. 组织和细胞培养

7. 组织细胞学观察

8. 超微结构观察

9. 组织细胞化学观察

10. 免疫组织化学观察

（二）填空题

1. 病理学内容可分为_____和_____。

2. 病理学的常用研究方法有_____、_____、_____、_____和_____。

3. 病理学的常用观察方法有_____、_____、_____、_____和_____。

4. 尸体解剖检查的意义是_____、_____、_____和_____。

5. 活体组织检查的应用及意义是_____、_____、_____和_____。

6. 脱落法细胞学检查的优点是_____、_____、_____、_____和_____。

7. 组织细胞化学观察的意义是_____、_____和_____。

8. 动物实验的注意事项是_____、_____和_____。

（三）选择题

A1 型题

1. 不是病理学的研究范围的是

    A. 疾病发生的原因　　　　　B. 疾病发生的机制

    C. 病理变化　　　　　　　　D. 疾病的经过和转归

    E. 疾病的诊断和治疗

2. 病理学最重要的学习方法是

    A. 死记硬背　　　　　　　　B. 理论学习为主

    C. 实践学习为主　　　　　　D. 理论实践相结合

    E. 理解记忆

3. 目前，临床上最常用的病理学研究方法是

    A. 尸体解剖检查　　　　　　B. 活体组织检查

    C. 脱落法细胞学检查　　　　D. 动物实验

    E. 组织和细胞培养

4. 目前，临床上最常用的病理学观察方法是

    A. 组织细胞学观察　　　　　B. 超微结构观察

    C. 组织化学观察　　　　　　D. 免疫组织化学观察

    E. 细胞化学观察

5. 下列关于尸体解剖检查的描述，错误的是

    A. 明确死亡原因　　　　　　B. 不能提高临床诊治水平

C. 可及时发现某些少见病 D. 在法医案件中发挥着重要作用

E. 可积累丰富的教学标本和切片

6. 下列关于活体组织检查的描述，错误的是

A. 无法了解病情发展 B. 可明确诊断

C. 提高临床诊治水平 D. 可推断预后

E. 可判断疗效

7. 下列关于脱落法细胞学检查的描述，错误的是

A. 方法简便易行

B. 患者痛苦小，易接受

C. 既可观察细胞形态又可观察组织结构

D. 可快速诊断

E. 多用于肿瘤普查

8. 下列关于组织和细胞培养的描述，错误的是

A. 作用因素易于控制 B. 容易得出准确的结论

C. 需时较长 D. 研究结果可等同于人体

E. 致病条件相对单一

9. 在对某些疾病的病因和发生机制的研究中，最常用的方法是

A. 动物实验 B. 活体组织检查

C. 流行病学调查 D. 组织和细胞培养

E. 脱落法细胞学检查

10. 在病理学的科研工作中，常用的研究方法是

A. 活体组织检查 B. 脱落法细胞学检查

C. 组织和细胞培养 D. 动物实验

E. 尸体解剖检查

A2 型题

11. 患者，男，61 岁，今晨突感心前区疼痛不适，随后出现昏迷，呼吸、心搏骤停，经抢救无效死亡。为明确死亡原因，应采用的病理学检查方法是

A. 活体组织检查 B. 脱落法细胞学检查

C. 尸体解剖检查 D. 组织和细胞培养

E. 临床观察

12. 患者，女，49 岁，因接触性出血来院检查，妇科医生用棉棒自患者阴道内蘸取少许分泌物，送病理科检查。此时病理医生选用的检查方法是

A. 尸体解剖检查　　　　　　　B. 活体组织检查
C. 脱落法细胞学检查　　　　　D. 组织和细胞培养
E. 动物实验

（四）简答题

1. 简述病理学的概念及任务。

2. 简述病理学在医学中的地位。

3. 简述病理学的常用研究方法。

4. 简述病理学的常用观察方法。

5. 简述尸体解剖检查的方法及意义。

6. 简述活体组织检查的方法及意义。

7. 简述脱落法细胞学检查的方法及优缺点。

8. 简述动物实验的方法及注意事项。

9. 简述组织和细胞培养的方法及应用。

10. 简述组织细胞学观察的方法及意义。

11. 简述超微结构观察的方法及局限性。

12. 简述组织细胞化学观察的方法及应用。

13. 简述免疫组织化学观察的方法及应用。

（黄晓红）

第一章 │ 疾 病 概 论

【学习要点】

1. 掌握疾病发展过程中的一般规律(共同规律)、疾病的经过和转归。
2. 熟悉死亡的概念、脑死亡的概念、脑死亡的判断标准及其临床意义。
3. 了解健康、疾病的概念;常见病因;疾病的发生机制。

【学习纲要】

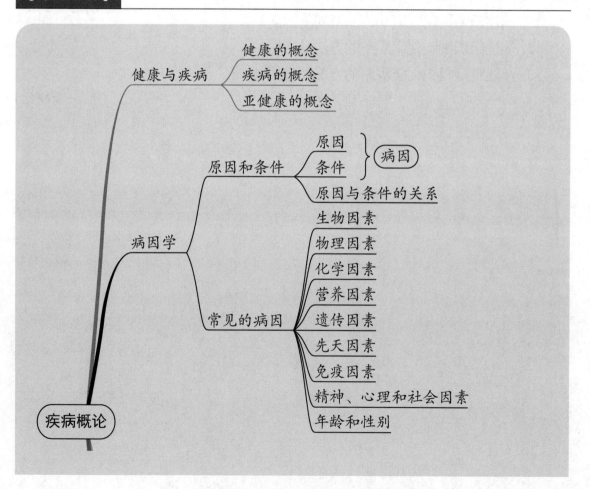

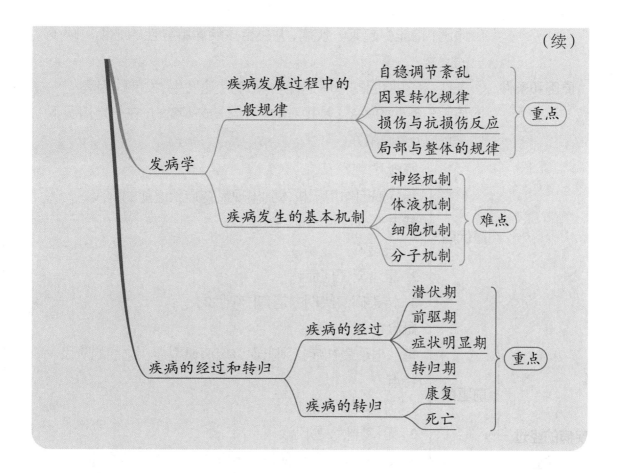

（续）

健康与疾病

健康的概念

健康不仅是躯体没有任何疾病或病痛，而且是在精神上、心理上和社会上处于完好状态

疾病的概念

疾病是在一定的病因作用下，机体因自稳调节紊乱而发生的异常生命活动过程。在此过程中，机体组织细胞在形态、结构、功能、代谢上发生一系列变化，从而出现相应的临床症状体征、社会行为的异常、社会适应能力和劳动能力的降低或丧失

亚健康的概念

亚健康是介于健康和疾病之间的一种状态。它既可发展成为各种疾病，也可恢复到健康状态

原因和条件
- 原因：指能引起某一疾病，并决定该疾病特异性的必不可缺少的因素
- 条件：指在原因的作用下，能够影响疾病发生、发展的因素
- 原因与条件的关系：是相对的，不是一成不变的，在一定情况下是可以互相转化的

疾病的经过和转归

潜伏期
- **概念**
  指从病因作用于机体到出现最初症状之前的阶段
- **特点**
  1. 长短不一
  2. 患者无任何症状
  3. 传染病潜伏期内是有传染性的

前驱期
- **概念**
  指从出现最初症状到出现该疾病典型症状之前的阶段
- **特点**
  1. 可出现前驱症状
  2. 无特异性，易误诊
  3. 如能及时就诊，有利于疾病的早期诊断和早期治疗

症状明显期
- **概念**
  指该疾病典型症状相继出现的阶段，是疾病的高峰期
- **特点**
  1. 出现该疾病的典型症状和体征
  2. 可明确诊断
  3. 应抓紧时间积极抢救和治疗

转归期
- 康复
- 死亡

康复

完全康复
指病因完全消失，各种症状和体征完全消失，受损的组织细胞在形态、结构、功能、代谢上完全恢复正常，劳动能力及社会适应能力完全恢复正常

不完全康复
指病因得到了控制，主要症状和体征消失，可留有后遗症，受损的组织细胞在形态、结构、功能、代谢上不能完全恢复正常，机体某些功能的发挥，需通过代偿来完成，劳动能力及社会适应能力有所降低

死亡 {
　传统的死亡概念：指呼吸、心跳停止
　死亡分期 {
　　濒死期（临终状态）
　　　特点：脑干以上的中枢神经系统处于高度抑制状态
　　临床死亡期
　　　特点：延髓以上的中枢神经系统处于高度抑制状态
　　生物学死亡期
　　　特点：机体各组织细胞的代谢停止，是死亡的不可逆阶段，并逐渐出现尸冷、尸僵、尸斑、尸体腐败等死亡后的改变
　}
　死亡的新概念 {
　　概念
　　是机体作为一个整体功能的永久性消失
　　标志：脑死亡
　}
　脑死亡 {
　　概念
　　判断标准
　　临床意义
　}
}

【重点与难点解析】

本章的教学重点：

1. 疾病发展过程中的一般规律（共同规律）。

2. 疾病的经过和转归。

3. 死亡的新概念。

4. 脑死亡的概念、判断标准及临床意义。

本章的教学难点：

疾病发生的基本机制。

疾病发展过程中的一般规律（共同规律） {
　自稳调节紊乱
　因果转化规律：形成链式发展过程或恶性循环
　损伤与抗损伤反应：贯穿疾病始终，决定疾病转归
　局部与整体的规律
}

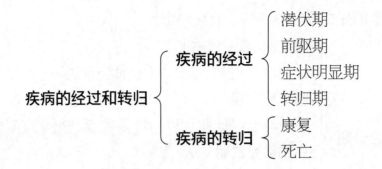

疾病的经过和转归 {

- 疾病的经过 {
  - 潜伏期
  - 前驱期
  - 症状明显期
  - 转归期
- 疾病的转归 {
  - 康复
  - 死亡

死亡的新概念 {
- 概念
  是机体作为一个整体功能的永久性消失
- 标志：脑死亡

脑死亡 {
- **概念**
  全脑功能的永久性丧失
- **判断标准**
  1. 大脑无反应或深度昏迷
  2. 无自主呼吸
  3. 脑神经反射消失
  4. 瞳孔散大或固定
  5. 脑电波消失
  6. 脑血液循环完全停止
- **临床意义**
  1. 有助于判断死亡时间
  2. 为器官移植提供最佳取材时间

疾病发生的基本机制 {
- 神经机制
- 体液机制
- 细胞机制
- 分子机制

　　对上述重点、难点内容：教师应认真备课，做好教学课件，备好相应的视频、动画、微课等，讲解时应突出重点，讲深讲透；对本章的教学难点——疾病发生的基本机制，教师一定要根据班级学生的认知能力和认知特点，深入浅出、简明扼要、提纲挈领地讲解，让学生对其有所了解即可。

　　对上述重点、难点内容：学生课前应提前预习，课中认真听讲，做好笔记，多动脑,勤思考,课后多看教材和笔记,独立完成作业和课后测试题,反复多遍复习巩固,在充分理解的基础上进行记忆。另外,还可通过课后讨论,线上线下查阅资料,观看视频、动画、微课及强化训练进行学习。

师生共同努力,以期达成师生掌握重点、突破难点的教学效果。

【相关知识衔接】

1. 常见病因的生物因素,与病原微生物学的细菌、病毒、支原体、立克次体、螺旋体、真菌、霉菌及各种寄生虫的致病力和致病特点相关。

2. 常见病因的物理因素、化学因素,与医用物理、有机化学、无机化学的对人体有致病作用的理化物质相关。

3. 常见病因的先天因素,与胚胎学、遗传与优生的相关内容衔接。

4. 常见病因的免疫因素,与医学免疫学的正常人体的免疫系统及免疫功能相关。

5. 常见病因的遗传因素,与医学遗传学的相关内容衔接。

6. 疾病发展过程中的一般规律——自稳调节紊乱,与生理学的自稳态的调节与维持等相关内容衔接。

7. 疾病发展过程中的一般规律——局部与整体的关系,与正常人体解剖学的组织、器官和系统的相关内容衔接。

8. 疾病发生的基本机制,与生理学的神经系统功能、内分泌系统功能以及细胞生物学、分子学的相关内容衔接。

【强化训练】

(一)名词解释

1. 健康

2. 疾病

3. 亚健康

4. 完全康复

5. 不完全康复

6. 死亡

7. 脑死亡

（二）填空题

1. 常见的病因有_____、_____、_____、_____、_____、_____、_____、_____和_____。

2. 疾病发展过程中的一般规律有_____、_____、_____和_____。

3. 疾病发生的基本机制有_____、_____、_____和_____。

4. 疾病的经过可分为_____、_____、_____和_____。

5. 疾病的转归包括_____和_____。

6. 死亡可分为_____、_____和_____三个阶段。

（三）选择题

A1 型题

1. 最常见的病因是
   A. 生物因素 　　　　　　　B. 化学因素
   C. 物理因素 　　　　　　　D. 免疫因素
   E. 先天因素

2. 下列关于生物因素的描述，错误的是
   A. 最常见的致病因素 　　　B. 有一定的生命力
   C. 一定的侵入途径 　　　　D. 不能在体内生长繁殖
   E. 引起的疾病可称为感染

3. 下列关于化学因素的描述，错误的是
   A. 可为体内的代谢产物 　　B. 外源性毒物
   C. 生物性毒物 　　　　　　D. 一定的浓度和剂量
   E. 无选择性

4. 下列关于物理因素的描述，错误的是
   A. 机械力 　　　　　　　　B. 温度
   C. 大气压 　　　　　　　　D. 电流
   E. 毒物

5. 从病因作用于人体到出现最初症状之前的阶段，称为
   A. 潜伏期 　　　　　　　　B. 前驱期
   C. 症状明显期 　　　　　　D. 转归期
   E. 发病期

6. 从出现最初症状到出现该疾病典型症状之前的阶段，称为
   A. 潜伏期 　　　　　　　　B. 前驱期

C. 症状明显期   D. 转归期

E. 发病期

7. 疾病典型症状相继出现的阶段，称为

A. 潜伏期   B. 前驱期

C. 症状明显期   D. 转归期

E. 发病期

8. 下列关于潜伏期的描述，错误的是

A. 长短不一   B. 无自觉症状

C. 无传染性   D. 有传染性

E. 可达数月、数年

9. 下列关于前驱期的描述，错误的是

A. 有自觉症状   B. 前驱症状

C. 有特异性   D. 无特异性

E. 易误诊

10. 临床死亡期的标志是

A. 大脑无反应   B. 意识不清

C. 瞳孔散大   D. 呼吸、心跳停止

E. 脑电波消失

11. 下列关于脑死亡的判断标准的描述，错误的是

A. 脑神经反射消失   B. 瞳孔散大固定

C. 大脑无反应或深度昏迷   D. 有自主呼吸

E. 脑电波消失、脑血流停止

12. 下列关于生物因素的描述，错误的是

A. 最常见的致病因素

B. 具有一定的生命力

C. 一定的侵入途径

D. 进入体内后会很快被巨噬细胞吞噬降解

E. 引起的疾病可称为感染

13. 下列关于化学因素的描述，错误的是

A. 可为体内的代谢产物   B. 外源性毒物

C. 生物性毒物   D. 致病与浓度和剂量无关

E. 常有选择性

14. 下列关于死亡的新概念的描述,正确的是
    A. 呼吸、心跳停止
    B. 各种反射消失
    C. 各种代谢停止
    D. 出现尸冷、尸僵、尸斑
    E. 整体功能永久性消失

15. 疾病过程中出现的共同的、成套成系列的变化,称为
    A. 病理状态
    B. 综合征
    C. 症候群
    D. 病理反应
    E. 基本病理过程

16. 疾病的转归取决于
    A. 自稳调节紊乱
    B. 损伤与抗损伤反应
    C. 因果转化规律
    D. 局部与整体
    E. 病因的作用

17. 下列关于健康的描述,错误的是
    A. 躯体没有任何病痛
    B. 躯体没有任何疾病
    C. 精神状态良好
    D. 无任何心理疾病
    E. 社会适应能力及劳动能力可有所降低

18. 能促进疾病发生、发展的因素,称为
    A. 原因
    B. 条件
    C. 病因
    D. 内因
    E. 诱因

19. 下列关于完全康复的描述,错误的是
    A. 病因得到控制
    B. 受损的组织细胞在形态、结构、功能、代谢上完全恢复正常
    C. 所有症状、体征完全消失
    D. 社会适应能力完全恢复正常
    E. 劳动能力完全恢复正常

A2 型题

20. 患者,男,23 岁,被诊断为大叶性肺炎。患者口服抗生素药物,10d 后好转,所有症状、体征完全消失,肺呼吸功能及各项指标均完全恢复正常。该患者应为
    A. 病因得到控制
    B. 完全康复
    C. 不完全康复
    D. 社会适应能力完全恢复正常
    E. 劳动能力完全恢复正常

21. 患者,女,67 岁,在家中不慎摔倒,致左侧股骨颈骨折并错位。患者入院后给予牵引复位、钢钉内固定治疗,于术后 21d 出院;出院后在家休养,3 个月后开始功能锻炼,出现左侧髋关节畸形伴跛行和疼痛,影响髋关节活动,导致劳动能力和社会适应能力均有所降低。该患者应为

    A. 康复   B. 完全康复

    C. 不完全康复   D. 社会适应能力完全恢复正常

    E. 劳动能力完全恢复正常

A3/A4 型题

22. 患者,男,32 岁,因车祸致脾脏破裂,立即送往医院。患者入院后测血压明显降低,立即给予输血、输液、急诊手术处理,突然出现意识丧失,呼吸、心跳停止,经抢救无效死亡。

(1)患者从车祸外伤到死亡,整个发展过程中存在的一般规律有

    A. 自稳调节紊乱   B. 损伤与抗损伤反应

    C. 因果转化规律   D. 局部与整体的关系

    E. 自稳调节紊乱、损伤与抗损伤反应、因果转化规律、局部与整体的关系

(2)在此过程中形成的恶性循环,主要有关的规律是

    A. 自稳调节紊乱   B. 损伤与抗损伤反应

    C. 因果转化规律   D. 局部与整体的关系

    E. 自稳调节紊乱、损伤与抗损伤反应、因果转化规律、局部与整体的关系

(3)若经过输血、输液、急症手术切除脾脏,患者病情逐渐好转,则发挥了作用的规律是

    A. 自稳调节紊乱   B. 损伤与抗损伤反应

    C. 因果转化规律   D. 局部与整体的关系

    E. 自稳调节紊乱、损伤与抗损伤反应、因果转化规律、局部与整体的关系

(4)当患者出现血压明显降低、呼吸心率减慢、意识不清时,应诊断为

    A. 潜伏期   B. 濒死期

    C. 脑死亡   D. 临床死亡期

    E. 生物学死亡期

(5)当患者出现血压测不到、呼吸与心跳停止、大脑无反应或深度昏迷时,应诊断为

    A. 潜伏期   B. 濒死期

    C. 脑死亡   D. 前驱期

E. 生物学死亡期

（6）若经过积极抢救，患者呼吸、心跳仍未能恢复，意识完全丧失，逐渐出现尸冷、尸僵、尸斑。此时应诊断为

    A. 潜伏期   B. 濒死期

    C. 症状明显期   D. 临床死亡期

    E. 生物学死亡期

23. 患儿，男，7岁。患儿10d前因淋雨受凉；今晨开始出现乏力、食欲缺乏、头痛、咽喉肿痛并伴发热；3d后开始出现咳嗽、咳痰、为黄白色浓痰，并伴胸痛；遂入院治疗，经输液治疗7d，现已康复出院。

（1）患儿自受凉后到今晨开始发病之前的阶段，应诊断为

    A. 潜伏期   B. 前驱期

    C. 症状明显期   D. 转归期

    E. 愈合期

（2）患儿自出现乏力、食欲缺乏、头痛、咽喉肿痛并伴发热到出现咳嗽、咳痰、伴胸痛之前的阶段，应诊断为

    A. 恢复期   B. 潜伏期

    C. 前驱期   D. 转归期

    E. 症状明显期

（3）患儿出现咳嗽、咳痰、为黄白色浓痰并伴胸痛这个阶段，应诊断为

    A. 前驱期   B. 潜伏期

    C. 修复期   D. 转归期

    E. 症状明显期

（4）患儿入院后经过适当治疗病情逐渐好转，此阶段应诊断为

    A. 前驱期   B. 潜伏期

    C. 好转期   D. 转归期

    E. 症状明显期

（5）患儿病情的转归，最主要取决于

    A. 自稳调节紊乱   B. 损伤与抗损伤反应

    C. 因果转化规律   D. 局部与整体的关系

    E. 自稳调节紊乱、损伤与抗损伤反应、因果转化规律、局部与整体的关系

（四）简答题

1. 简述常见的病因及致病特点。

2. 简述疾病发展过程中的一般规律(共同规律)。

3. 比较疾病的经过及各期特点。

4. 简述疾病的转归。

5. 比较康复的类型及特点。

6. 简述死亡的概念、死亡的分期及各期特点。

7. 简述脑死亡的概念、判断标准及临床意义。

（黄晓红）

第二章 | 组织细胞的适应、损伤与修复

【学习要点】

1. 掌握化生、变性、坏死、坏疽、机化、肉芽组织的概念；坏死局部基本病理变化、类型及结局；肉芽组织的形态结构及功能；骨折愈合的过程。

2. 熟悉萎缩、肥大、增生、糜烂、溃疡、空洞的概念；化生的常见类型及对机体的影响；各种组织的再生能力；皮肤创伤愈合的过程及类型。

3. 了解各种组织的再生过程及影响创伤愈合的因素。

【学习纲要】

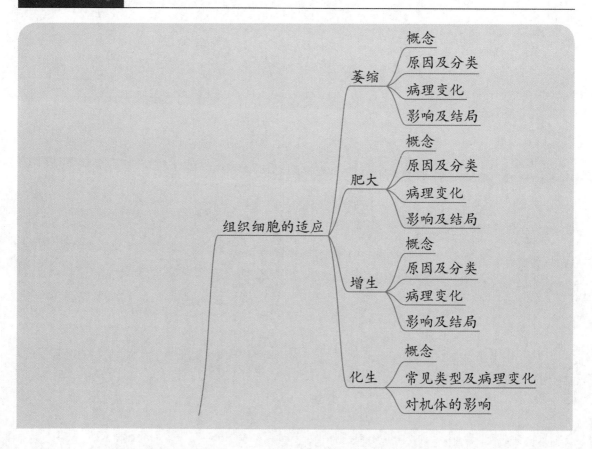

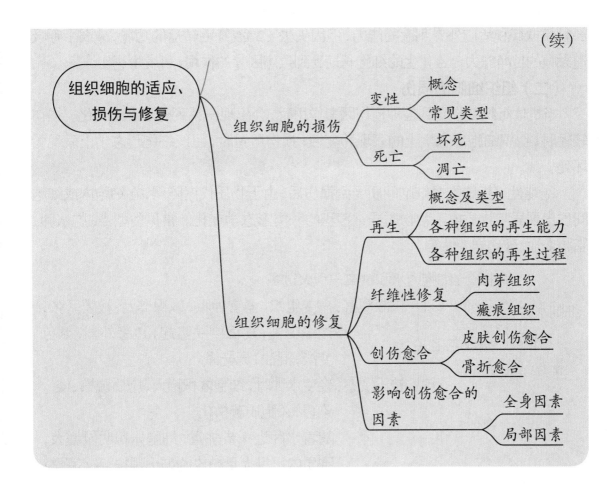

【重点与难点解析】

（一）组织细胞的适应

组织细胞的适应在形态学上一般表现为萎缩、肥大、增生和化生。

萎缩指发育正常的组织细胞和器官体积缩小。萎缩分为生理性萎缩与病理性萎缩两种。病理性萎缩可以分为营养不良性萎缩、压迫性萎缩、失用性萎缩、去神经性萎缩、内分泌性萎缩。萎缩的组织、器官体积缩小，重量减轻，被膜皱缩，颜色变深。镜下观察实质细胞体积缩小或数量减少，细胞器减少甚至消失。

肥大指组织细胞和器官体积增大。

增生指组织、器官内实质细胞的数量增多，常伴有组织或器官的体积增大和功能活跃。肥大和增生之间的关系：增生常伴有肥大，肥大不一定伴有增生。

化生是一种分化成熟的组织或细胞转化为另一种分化成熟的组织或细胞的过程。化生常见类型有鳞状上皮化生、肠上皮化生和间叶组织化生。化生的生物学意义利弊兼有。如慢性支气管炎时，支气管黏膜上皮可发生鳞状上皮化生，增强了局部黏膜抵御和适应外界刺激的能力,但因失去了黏液纤毛转运的功能,减弱了呼吸道黏膜的自净能力。若化生的细胞长期受到致癌因素的作用,可发生癌变。

(二)组织细胞的损伤

当机体组织细胞受到各种损伤因素作用时,会出现一系列的形态学变化。损伤较轻时,组织细胞形态学上的表现为变性;损伤严重时,组织细胞形态学上表现为坏死。

1. 变性 指细胞或细胞间质受到损伤后,由于物质代谢障碍,在细胞内或细胞间质出现异常物质或正常物质异常蓄积的一类形态学变化。常见类型:细胞水肿、脂肪变性、玻璃样变性等。

细胞水肿
- 概念:细胞内水和钠离子积聚过多
- 病理变化
  - 肉眼观察:病变组织、器官肿胀,体积增大,被膜紧张,边缘变钝,切面中央隆起,边缘外翻,颜色变淡,混浊,无光泽
  - 镜下观察:轻度水肿时,细胞体积增大,胞质疏松、淡染,称为胞质疏松化
    随着水肿进一步加重,细胞体积明显增大,胞质内可见大量粉染的细小颗粒,称为颗粒样变性
    严重水肿时,细胞极度肿大变圆,胞质清亮或完全透明,如气球样,称为气球样变性

脂肪变性
- 概念:由于脂肪代谢障碍引起的中性脂肪蓄积于非脂肪细胞的胞质中
- 病理变化
  - 肉眼观察:组织、器官肿大,被膜紧张,颜色淡黄,质地变软,切面触之有油腻感
    严重弥漫的肝脂肪变性,又可称为**脂肪肝**
    心肌细胞脂肪变性时,在左心室内膜下和乳头肌处出现平行的黄色条纹和暗红色心肌细胞相间排列,状似虎皮斑纹,称为**虎斑心**
  - 镜下观察:细胞体积增大,胞质内出现大小不等的空泡
    快速冷冻切片特殊染色,可保存脂滴呈现特殊颜色。如苏丹Ⅲ染色可将脂滴染成橘红色,锇酸染色脂滴呈黑色

玻璃样变性指在细胞内或间质中出现均质红染的半透明状的蛋白质蓄积,又可称为透明变性,主要见于结缔组织、血管壁及部分细胞内。

2. 坏死　指活体内局部组织细胞的死亡。镜下观察:组织细胞坏死形态学上的变化,包括细胞核、细胞质和间质的变化。细胞核的变化是细胞坏死的形态学标志,表现为核固缩、核碎裂、核溶解。

根据坏死的原因、发生条件及坏死组织的形态学变化,坏死可分为凝固性坏死、液化性坏死、坏疽三种类型。

凝固性坏死多见于蛋白质含量丰富的实质性器官,如心、脾、肾等器官的贫血性梗死灶。肉眼观察:坏死区呈灰白或灰黄色,质实干燥,与周围组织分界清楚。镜下观察:坏死组织细胞微细结构消失,但组织结构轮廓尚存,坏死组织周围形成炎症反应,有充血出血带。

液化性坏死常见于蛋白质含量少、水和磷脂含量丰富或富含中性粒细胞的病灶中,如脑、脊髓等。坏死组织在蛋白水解酶作用下,迅速溶解液化,形成液态状坏死物或形成坏死腔。如脑贫血性梗死、脓肿,均为液化性坏死。

干酪样坏死是结核分枝杆菌引起的一种特殊类型的凝固性坏死。

坏疽指较大范围的组织坏死,继发腐败菌的感染,使坏死组织呈现黑色或污秽绿色的一类特殊形态学变化。坏疽可分为干性坏疽、湿性坏疽和气性坏疽三种类型(表2-1)。

表2-1　三种坏疽的比较

区别点	干性坏疽	湿性坏疽	气性坏疽
好发部位	四肢末端,多见于手足	与外界相通的内脏,如肺、肠、子宫、阑尾	深部肌肉,开放性创伤
发生条件	动脉阻塞、静脉通畅	动、静脉均受阻	合并厌氧菌感染
病变特点	干燥、皱缩、黑色,边界清楚	湿润肿胀、污黑或暗绿,边界不清,有恶臭	肿胀、蜂窝状,按压气泡冒出边界不清,恶臭,按之有捻发感
影响结局	进展缓慢,中毒症状轻	感染严重,全身中毒症状较重,预后较差	全身中毒症状重,病变发展迅速,多因感染性休克而死亡

坏死组织的结局有溶解吸收、分离排出、机化与包裹和钙化。坏死灶较大不易被完全溶解吸收时,坏死组织可被分离排出。皮肤或黏膜的坏死组织脱落,形成局部缺损,表浅的称为糜烂,较深的称为溃疡。深部坏死组织坏死脱落,经自然管道排

出后,在原部位形成的空腔,称为空洞。由新生肉芽组织长入并取代坏死组织、血栓、血凝块、异物等的过程,称为机化。坏死范围较大,肉芽组织难以向中心部完全长入或取代,则由周围新生的肉芽组织将其包绕,称为包裹。包裹在纤维组织内的坏死物中,常可有钙盐析出,称为钙化。

（三）组织细胞的修复

组织细胞的修复指组织细胞损伤缺损后,由周围健康组织细胞进行修补恢复的过程。修复方式包括再生和纤维性修复。

1. 再生 指组织细胞损伤后,由周围健康的组织细胞通过分裂增殖来完成修复的过程。组织细胞根据再生能力的不同可分为不稳定细胞、稳定细胞和永久性细胞。

不稳定细胞是再生能力很强的细胞,如表皮细胞、呼吸道和消化道黏膜上皮细胞、淋巴及造血细胞等。

稳定细胞是具有潜在再生能力的细胞。当其受到损伤刺激后,细胞从静止期进入增殖期,表现出一定的再生能力。如肝、胰、内分泌腺、肾小管上皮、骨、成纤维细胞等,损伤后可表现出较强的再生能力。平滑肌、软骨细胞也属于稳定细胞,但损伤后其再生能力较弱。

永久性细胞是几乎没有再生能力的细胞。一旦损伤后很难再生,如神经、骨骼肌及心肌细胞。

2. 纤维性修复 基础是肉芽组织。肉芽组织是新生的毛细血管和成纤维细胞组成的幼稚纤维结缔组织,其中含有多少不等的炎症细胞。

肉眼观察:健康的肉芽组织表面呈鲜红色,颗粒状,柔软湿润,触之易出血,形似鲜嫩的肉芽。

镜下观察:肉芽组织由大量新生的毛细血管、成纤维细胞及浸润的炎症细胞构成在创伤愈合中非常重要。其主要功能:

（1）抗感染保护创面。

（2）填补伤口及缺损。

（3）机化或包裹坏死组织、血栓、血凝块及其他异物等。

肉芽组织最终形成瘢痕组织。

3. 创伤愈合 指由外力作用引起组织出现离断或缺损后的愈合过程,包括细胞再生、肉芽组织增生和瘢痕形成的复杂过程。

（1）皮肤创伤愈合的基本过程:伤口局部炎症反应、伤口收缩、肉芽组织增生和瘢痕形成、表皮的再生。

根据损伤程度及有无感染,皮肤创伤愈合分为一期愈合、二期愈合和痂下愈合三种类型(表2-2)。

表2-2 三类创伤愈合的比较

类型	一期愈合	二期愈合	痂下愈合
创口情况	组织缺损少,创缘整齐,对合严密,无感染或异物存留	组织缺损大,创缘不整,对合不严密,有感染或异物存留	浅表皮肤创伤并有少量出血或血浆渗出的伤口
愈合特点	炎症反应轻,少量肉芽组织增生,愈合时间短,瘢痕小	炎症反应明显,只有控制感染和清除坏死组织后才有大量肉芽组织增生,愈合时间长,瘢痕大	伤口表面渗出液及坏死物干燥后形成硬痂覆盖创面,创伤在痂下愈合,以后痂皮自行脱落,不留痕迹

(2)骨折愈合:骨组织属于稳定细胞,损伤后有较强的再生能力。骨折愈合的好坏、时间长短,与骨折的部位、性质、年龄、错位的程度等因素有关。一般来说,骨折后经过良好的复位、固定,几个月内便可完全愈合。骨折愈合过程分为四个阶段:血肿形成、纤维性骨痂形成、骨性骨痂形成、骨痂改建或再塑。

【相关知识衔接】

1. 细胞膜上钠钾泵的生理意义 建立起一种势能储备、保持渗透压。钠钾泵又称为钠钾ATP酶,为蛋白质分子,进行钠离子和钾离子之间的交换。每消耗1个ATP分子,逆电化学梯度泵出3个钠离子和泵入2个钾离子。其保持细胞膜内高钾,细胞膜外高钠的不均匀离子分布。

2. 脂肪代谢 脂肪由甘油和脂肪酸组成。体内的脂肪绝大部分储存在脂肪组织中。其含量易受营养状况和机体活动等多种因素影响而发生变化。

脂肪的生理功能有储能供能、维持体温、保护内脏、促进脂溶性维生素的吸收等。

体内脂肪代谢包括分解代谢和合成代谢。脂肪分解代谢的产物是甘油和脂肪酸。甘油和脂肪酸都可以彻底分解为 CO_2 和 H_2O,并释放能量。脂肪酸主要在肝和肌肉进行氧化供能。血浆中各种脂类物质总称为血脂,主要来源于食物中的脂类物质经消化吸收进入血液及在肝、脂肪及其他组织合成的脂类释放入血等。血脂的去路有甘油三酯和脂肪酸氧化分解、甘油三酯进入脂库储存等。血浆中脂质必须与载脂蛋白结合成血浆脂蛋白才能运输及代谢。如果进入肝细胞的脂肪过多,超过肝细胞氧化利用或合成脂蛋白的能力,或者脂蛋白合成障碍,或者脂肪酸的氧化障碍等,都会造成肝细胞内脂肪增多,引起肝脂肪变性。

【强化训练】

(一)名词解释

1. 萎缩
2. 肥大
3. 增生
4. 化生
5. 变性
6. 坏死
7. 坏疽
8. 肉芽组织
9. 机化
10. 糜烂
11. 溃疡
12. 空洞

(二)填空题

1. 常见的化生类型有_____、_____和_____。

2. 按其发生原因不同,病理性萎缩可分为_____、_____、_____、_____和_____。

3. 细胞水肿常见于_____、_____和_____等器官的实质细胞。

4. 适应在形态学上表现为_____、_____、_____和_____。

5. 细胞坏死的形态学标志是_____的变化,表现为_____、_____和_____。

6. 坏死的常见类型有_____、_____和_____。

7. 坏死的结局有_____、_____、_____和_____。

8. 心、脾、肾的贫血性梗死属于_____;脑贫血性梗死属于_____。

9. 干酪样坏死属于_____;脓肿属于_____。

10. 坏疽的类型有_____、_____和_____三种。

11. 皮肤创伤愈合的类型有_____、_____和_____三种。

12. 肉芽组织的功能有_____、_____、_____。

13. 肉芽组织的组成成分有_____、_____、_____。

14. 根据再生能力，人体的组织细胞可分为_____、_____和_____三类。

15. 损伤后，表现出较弱的再生能力的组织细胞是_____和_____。

16. 没有或几乎没有再生能力的组织细胞是_____、_____和_____。

17. 骨折愈合的过程包括_____、_____、_____和_____。

（三）选择题

A1 型题

1. 下列不属于适应性反应的是

    A. 萎缩　　　　　　　　　　B. 肥大

    C. 发育不良　　　　　　　　D. 增生

    E. 化生

2. 下列不易形成结节状增生的器官是

    A. 胸腺　　　　　　　　　　B. 甲状腺

    C. 乳腺　　　　　　　　　　D. 前列腺

    E. 肾上腺

3. 慢性萎缩性胃炎时，胃黏膜上皮常发生

    A. 鳞状上皮化生　　　　　　B. 肠上皮化生

    C. 结缔组织化生　　　　　　D. 假黏液腺化生

    E. 骨化生

4. 再生指

    A. 纤维细胞数目的增多

    B. 纤维组织增生的过程

    C. 肉芽组织的形成

    D. 组织缺损由邻近健康细胞增生而修复的过程

    E. 由一种分化成熟的细胞转化为另一种分化成熟的细胞

5. 最容易发生脂肪变性的实质脏器是

    A. 心　　　　　　　　　　　B. 肝

    C. 肾　　　　　　　　　　　D. 脑

    E. 脾

6. 细胞坏死的主要形态学标志是

    A. 细胞核的变化   B. 细胞质的变化

    C. 细胞膜的变化   D. 细胞器的变化

    E. 细胞间质的变化

7. 湿性坏疽不可能发生在

    A. 阑尾   B. 肺

    C. 脑   D. 肠

    E. 子宫

8. 根据细胞的再生能力,由强到弱进行排列的是

    A. 平滑肌细胞>表皮细胞>血管内皮细胞>神经细胞

    B. 表皮细胞>平滑肌细胞>血管内皮细胞>心肌细胞

    C. 神经细胞>血管内皮细胞>表皮细胞>平滑肌细胞

    D. 表皮细胞>血管内皮细胞>平滑肌细胞>神经细胞

    E. 血管内皮细胞>平滑肌细胞>神经细胞>表皮细胞

9. 气性坏疽主要见于

    A. 干性坏疽伴有感染   B. 感染

    C. 伤口合并细菌感染   D. 产气荚膜梭菌等厌氧菌感染

    E. 深达肌肉的开放性创伤合并厌氧菌感染

10. 干性坏疽的好发部位是

    A. 肺   B. 阑尾

    C. 膀胱   D. 四肢末端

    E. 子宫

11. 坏疽与坏死的主要区别是

    A. 发生部位不同   B. 组织坏死程度

    C. 有无腐败菌感染   D. 组织有无淤血

    E. 有无中毒反应

12. 由肉芽组织取代坏死组织的过程,称为

    A. 机化   B. 化生

    C. 包裹   D. 变性

    E. 完全性再生

13. 组织坏死后发生凝固,细胞结构消失,组织轮廓存在,此病灶属于

    A. 干酪样坏死   B. 凝固性坏死

C. 液化性坏死　　　　　　　　D. 坏疽

E. 气性坏疽

14. 下列不属于液化性坏死的是

A. 脑软化　　　　　　　　　　B. 化脓菌感染

C. 急性胰腺炎　　　　　　　　D. 脂肪酶解性坏死

E. 肾梗死

15. 一般手术切口在 7d 左右拆线的主要原因是

A. 肉芽组织已形成　　　　　　B. 胶原纤维已产生

C. 表皮已再生　　　　　　　　D. 炎症已消退

E. 伤口已愈合

16. 对萎缩概念理解正确的是

A. 组织或器官内细胞少或小

B. 发育正常的器官、组织内实质细胞小和少

C. 组织或器官内间质减少

D. 萎缩性病变一般不能恢复

E. 比正常体积小的细胞、组织和器官

17. 下列关于肉芽组织的描述,错误的是

A. 肉芽组织由新生的毛细血管及成纤维细胞构成

B. 肉芽组织可抗感染、保护创面

C. 肉芽组织可填补创口缺损

D. 肉芽组织呈鲜红色,颗粒状,质韧

E. 肉芽组织中常有多少不等的炎症细胞

18. 全身营养不良时,首先发生萎缩的组织或器官是

A. 骨骼肌　　　　　　　　　　B. 脂肪组织

C. 肝　　　　　　　　　　　　D. 脑

E. 心肌

19. 软组织中出现骨和软骨组织,应考虑是

A. 再生性增生　　　　　　　　B. 过再生性增生

C. 内分泌性增生　　　　　　　D. 组织的化生

E. 癌前病变

20. 气球样变的细胞常见于

A. 心　　　　　　　　　　　　B. 肝

C. 脾　　　　　　　　　　　　　D. 肾

E. 脑

21. 细胞坏死最具特征的形态学标志是

    A. 胞质内糖原减少　　　　　　B. 溶酶体膜破裂

    C. 核固缩、核碎裂及核溶解　　D. 胞质内出现微细结构破坏

    E. 细胞体积变小，染色变浅

22. 肉芽组织的成分不包括

    A. 血管内皮细胞　　　　　　　B. 成纤维细胞

    C. 平滑肌细胞　　　　　　　　D. 炎症细胞

    E. 少量的胶原纤维

23. 关于细胞水肿，下列叙述不正确的是

    A. 细胞膜钠钾泵功能障碍所致　B. 细胞质疏松并透明

    C. 细胞体积增大　　　　　　　D. 属于可逆性病变

    E. 继续发展，可形成玻璃样变

24. 符合凝固性坏死特点的是

    A. 神经细胞坏死

    B. 多发生于与外界相通的器官

    C. 肉眼界限不清

    D. 多见于心、脾、肾等器官的贫血性梗死

    E. 光镜下组织结构消失，细胞溶解、液化

25. 软化灶指局部脑组织的

    A. 萎缩　　　　　　　　　　　B. 变性

    C. 坏死　　　　　　　　　　　D. 水肿

    E. 脓肿

26. 二期愈合的特点是

    A. 组织缺损小　　　　　　　　B. 愈合时间长，瘢痕大

    C. 愈合时间短，瘢痕小　　　　D. 创面对合紧密

    E. 无感染

27. 下列关于干性坏疽的描述，不正确的是

    A. 与周围组织分界清楚　　　　B. 常呈黑褐色

    C. 常见于四肢末端　　　　　　D. 病变组织干燥

    E. 静脉受阻而动脉仍通畅

28. 湿性坏疽常发生在

    A. 脑、脾、肝   B. 脑、肠、子宫

    C. 肺、肠、肝   D. 肺、肾、脑

    E. 肺、肠、阑尾、子宫

29. 肉芽组织填补组织缺损最终转化为

    A. 上皮组织   B. 肌组织

    C. 瘢痕组织   D. 脂肪组织

    E. 血管组织

30. 外伤性骨折愈合的重要条件是

    A. 正确复位固定   B. 预防感染

    C. 加强营养   D. 合理用药

    E. 禁止活动

A2 型题

31. 患者，男，42 岁，吸烟多年。患者近 1 年来右下肢行走后疼痛，休息后好转，出现间歇性跛行；近 1 个月来，右脚趾变黑、皱缩，失去知觉。此种病变是

    A. 液化性坏死   B. 凝固性坏死

    C. 干性坏疽   D. 湿性坏疽

    E. 干酪样坏死

32. 患者，男，45 岁，手术切除颈部肿大淋巴结一枚。切面肉眼可见部分坏死区颜色微黄，质地松软，均匀细腻。镜下观察：坏死组织呈一片红染、无结构的颗粒状物质，看不到组织轮廓。此病变最可能是

    A. 凝固性坏死   B. 干酪样坏死

    C. 液化性坏死   D. 干性坏疽

    E. 湿性坏疽

33. 患者，女，67 岁，右大腿骨折。骨折后久卧不动，导致右大腿肌肉萎缩和骨质疏松。此萎缩最可能是

    A. 营养不良性萎缩   B. 内分泌性萎缩

    C. 压迫性萎缩   D. 去神经性萎缩

    E. 失用性萎缩

34. 患者，男，40 岁，胆囊切除术后，手术切口达到一期愈合。下列错误的描述是

    A. 组织缺损少，对合严密   B. 创缘整齐

    C. 伤口内有异物   D. 伤口无感染

E. 愈合快，瘢痕小

35. 患者，女性，35 岁，白带呈乳白色，量增多，被初步诊断为慢性子宫颈炎。宫颈刮片可见宫颈管黏膜上皮及腺体出现鳞状上皮化生，属于

    A. 适应性反应   B. 不完全再生

    C. 分化不良   D. 异型增生

    E. 变性

A3/A4 型题

（36～38 题共用题干）

患者，女，52 岁。患者因头痛、头晕 3d，加重 1d，伴视物不清入院，血压 190/125mmHg，脉搏 95 次/min；眼底检查可见血管迂曲、颜色苍白、反光增强、动静脉交叉处出现压痕，严重处视神经盘水肿；心电图提示左心室肥大。

36. 考虑该患者为

    A. 高血压危象   B. 原发性高血压

    C. 恶性高血压   D. 眼底出血

    E. 心力衰竭

37. 根据眼底检查结果，考虑眼底的细小动脉最可能发生了

    A. 细胞水肿   B. 黏液样变性

    C. 凝固性坏死   D. 细动脉管壁玻璃样变性

    E. 结缔组织的玻璃样变

38. 根据心电图提示，患者心脏的改变，属于

    A. 再生性增生   B. 内分泌性肥大

    C. 代偿性增生   D. 化生

    E. 代偿性肥大

（四）简答题

1. 简述病理性萎缩的类型，并各举一例。

2. 简述化生的类型及意义。

3. 简述变性的常见类型及各型病变特点。

4. 简述坏死组织局部基本病变、类型及坏死的结局。

5. 简述肉芽组织的概念、形态结构及其功能。

6. 简述皮肤创伤愈合的类型及各型特点。

7. 简述骨折愈合的过程。

（夏慧慧）

第三章 ｜ 局部血液循环障碍

【学习要点】

1. 掌握淤血、血栓形成、栓塞和梗死的概念；淤血的原因、病变及后果；血栓形成的因素、结局；栓塞的类型及对机体的影响；梗死的类型及各型病变特点。

2. 熟悉出血、内出血、外出血的概念；出血的类型、原因及病变；血栓形成对机体的影响；栓子的运行途径及栓塞部位；梗死的原因、条件及对机体的影响。

3. 了解动脉性充血的原因、病变及后果；血栓形成的过程及类型。

【学习纲要】

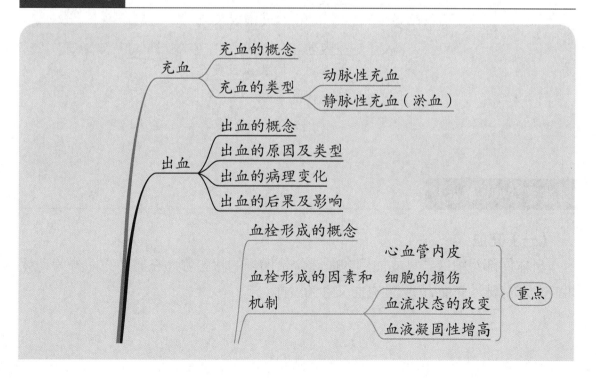

（续）

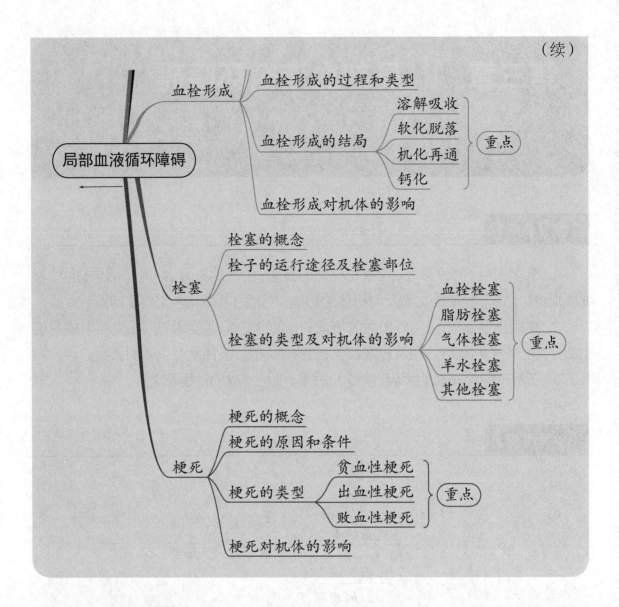

【重点与难点解析】

（一）充血

机体局部组织或器官的血管内血液含量增多的状态称为充血。充血分为动脉性充血和静脉性充血，静脉性充血又称为淤血。

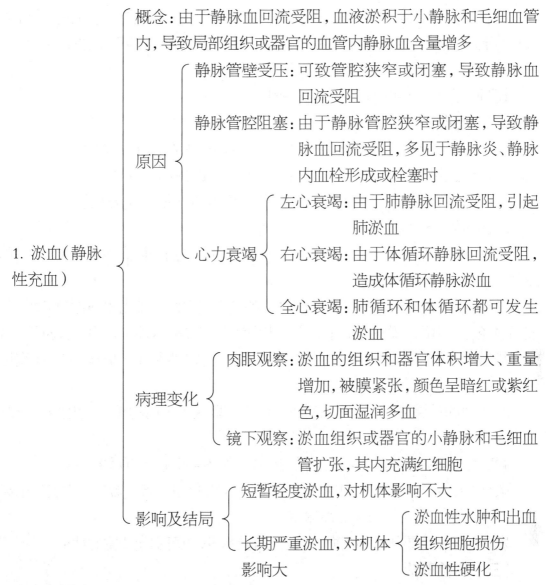

1. 淤血（静脉性充血）

概念：由于静脉血回流受阻，血液淤积于小静脉和毛细血管内，导致局部组织或器官的血管内静脉血含量增多

原因
　静脉管壁受压：可致管腔狭窄或闭塞，导致静脉血回流受阻
　静脉管腔阻塞：由于静脉管腔狭窄或闭塞，导致静脉血回流受阻，多见于静脉炎、静脉内血栓形成或栓塞时
　心力衰竭
　　左心衰竭：由于肺静脉回流受阻，引起肺淤血
　　右心衰竭：由于体循环静脉回流受阻，造成体循环静脉淤血
　　全心衰竭：肺循环和体循环都可发生淤血

病理变化
　肉眼观察：淤血的组织和器官体积增大、重量增加，被膜紧张，颜色呈暗红或紫红色，切面湿润多血
　镜下观察：淤血组织或器官的小静脉和毛细血管扩张，其内充满红细胞

影响及结局
　短暂轻度淤血，对机体影响不大
　长期严重淤血，对机体影响大
　　淤血性水肿和出血
　　组织细胞损伤
　　淤血性硬化

2. 重要器官淤血

（1）慢性肺淤血：多见于左心衰竭。

肉眼观察：肺体积增大，重量增加，被膜紧张，边缘变钝，颜色暗红，质地变实，切割或挤压时可见有泡沫状液体溢出。

镜下观察：肺泡壁毛细血管和小静脉扩张，其内充满红细胞；肺泡腔内有多少不等的水肿液、漏出的红细胞及心衰细胞。

长期慢性肺淤血可导致肺褐色硬化。

（2）慢性肝淤血：常见于右心衰竭。

肉眼观察：肝体积增大，重量增加，被膜紧张，肝表面及切面呈红（淤血区）黄（脂肪变性区）相间的花纹，似槟榔，称为"槟榔肝"。

镜下观察：小叶中央静脉和肝窦扩张（中央区肝窦），其内充满红细胞；小叶中央区肝细胞因扩张肝窦挤压和淤血缺氧严重，发生萎缩、变性、坏死消失；小叶周边区肝细胞因淤血程度轻，故可发生脂肪变性。

长期严重肝淤血可引起淤血性肝硬化。

（二）出血

血液自心腔或血管腔外出，到达组织间、体腔、体表的过程，称为出血。其中血液外出，到达组织间、体腔的称为内出血；到达体表的称为外出血。

1. 按出血的原因和机制不同，出血可分为破裂性出血和漏出性出血。

2. 出血的病理变化

（1）内出血：血液积聚于体腔内称为体腔积血。在组织内局限性大量出血，称为血肿。

（2）外出血：鼻黏膜出血称为鼻出血；呼吸道出血经口排出体外称为咯血；消化道出血经口排出体外称为呕血；消化道出血经肛门排出体外称为便血；泌尿道出血经尿排出体外称为尿血；皮肤、黏膜的出血称为瘀点（直径 1～2mm）、瘀斑（直径超过 2mm）或紫癜（直径 3～5mm）。

3. 出血的后果及影响　出血对机体的影响取决于出血的类型、出血量、出血速度和出血部位。

漏出性出血：出血速度缓慢，出血量少，一般不会引起严重后果。

破裂性出血：出血迅速，出血量大，对机体影响严重，若在短时间内丧失循环血量的 20%～25%，即可导致失血性休克。

发生于生命重要部位的出血，即使出血量不多，也可引起严重的后果。

（三）血栓形成

在活体的心血管内，血液成分发生析出、凝固，形成固体质块的过程，称为血栓形成。

1. 血栓形成的因素

（1）心血管内皮细胞的损伤：是血栓形成最重要、最基本的原因。

（2）血流状态的改变：主要指血流速度减慢和涡流形成。临床常见于久病或术后长期卧床、静脉曲张、心力衰竭的患者。

（3）血液凝固性增高：指血液中血小板和凝血因子增多，或者血液黏滞性增高，或者纤维蛋白溶解系统活性降低而导致血液处于高凝状态。

2. 血栓形成的过程　静脉内血栓形成过程是最复杂、最完整的。其形成过程可分为起始阶段、延续阶段和结尾阶段。

3. 血栓的类型

白色血栓
- 肉眼观察：呈灰白色，质地坚实，小结节状或呈疣状赘生物，与瓣膜或血管壁黏附紧密，不易脱落
- 镜下观察：主要由血小板和少量纤维蛋白构成
- 常出现于心瓣膜、动脉内及静脉内血栓的头部

混合血栓
- 肉眼观察：呈灰白和红褐色层状交替，圆柱状，干燥、粗糙，与血管壁粘连
- 镜下观察：可见血小板小梁，小梁边缘附着白细胞，小梁间为纤维蛋白网和充满于网中的红细胞
- 常出现于静脉内血栓的体部

红色血栓
- 肉眼观察：新鲜的红色血栓湿润，暗红色，有一定的弹性，与血管壁无粘连
- 镜下观察：主要成分为纤维蛋白网和红细胞
- 常见于静脉内血栓的尾部

透明血栓
- 镜下观察：只能在显微镜下观察到，又称为微血栓，由嗜酸性均质透明状的纤维蛋白构成
- 主要见于微血管内

4. 血栓形成的结局

（1）溶解吸收：小的血栓可完全被溶解吸收。

（2）软化脱落：较大的血栓不能完全被溶解吸收，血栓与血管壁附着处软化溶解、脱落，形成血栓栓塞。

（3）机化再通

1）机化：血栓形成后，经过一段时间，自血栓附着处的血管壁向血栓内长入新生的肉芽组织并逐渐取代血栓的过程，称为机化。机化后的血栓与血管壁粘连紧密，不易脱落。

2）再通：在血栓机化过程中，血栓内部或血栓与血管壁之间出现裂隙，由新生的血管内皮细胞长入并覆盖于裂隙的表面，形成新的血管腔，使原来阻塞的血管腔重新疏通，恢复了血流，这一过程称为再通。

（4）钙化：静脉内血栓钙化称为静脉石，动脉内血栓钙化称为动脉石。

5. 血栓形成对机体的影响

（1）有利的方面：止血和防止出血，以及防止病原体及其毒素沿血管扩散。

（2）不利的方面

1）阻塞血管：血栓形成阻塞动脉管腔，可引起局部组织或器官缺血缺氧，进而引起实质细胞萎缩、变性，甚至坏死。血栓形成阻塞静脉管腔时，可引起局部淤血、水肿、出血等。

2）栓塞：血栓部分或全部脱落成为血栓栓子，随血流运行，引起血栓栓塞。

3）心瓣膜病：风湿性心内膜炎和感染性心内膜炎时，心瓣膜上形成的白色血栓反复形成、机化，使瓣膜增厚、变硬、卷曲、缩短和瓣叶间粘连等，形成瓣膜口狭窄或关闭不全。

4）广泛出血和休克：微血管内广泛的微血栓形成时，消耗了大量的血小板和凝血因子，导致血液处于消耗性低凝状态，继发性全身广泛出血和休克，对机体产生严重的后果。

（四）栓塞

在循环的血液中出现不溶于血液的异常物质，随血流运行阻塞血管腔的现象，称为栓塞。

1. 栓子的运行途径及栓塞部位

（1）来自体循环静脉系统和右心的栓子：随血流运行，栓塞于肺动脉主干及其分支内。

（2）来自肺静脉、左心和体循环动脉系统的栓子：随血流运行，栓塞于全身各组织器官的动脉及其分支内，常见于心、脾、肾、脑及四肢动脉。

（3）来自门静脉系统的栓子：随血流运行入肝，引起肝内门静脉分支的栓塞。

2. 栓塞的类型及对机体的影响

（1）血栓栓塞：血栓部分或全部脱落引起的栓塞，称为血栓栓塞。血栓栓塞是栓塞中最常见的类型。

1）肺动脉栓塞：引起肺动脉栓塞的血栓栓子绝大多数来自下肢深部静脉，尤其是腘静脉、股静脉和髂静脉。肺动脉栓塞的后果取决于栓子的大小、数量和栓塞部位。

较大血栓：指栓塞于肺动脉主干或主要分支内，可导致患者突然死亡，即猝死。

较小血栓：指栓塞于个别肺小动脉，可能影响不大，或可引起肺出血性梗死。

2）体循环动脉栓塞：血栓栓子多来自左心。栓塞的部位主要为体循环动脉，以下肢、脑、肠、肾和脾动脉为多见，栓塞的后果取决于栓子的大小、栓塞的部位、局部侧支循环建立的情况及组织细胞对缺氧的耐受性。当栓塞的动脉缺乏有效的侧支循环时,可引起局部组织细胞缺血性坏死,即梗死。

（2）脂肪栓塞：多见于长管状骨粉碎性骨折、脂肪组织严重挫伤或骨科手术等。脂滴通过破裂的血管入血,随血液运行,阻塞某处血管腔的现象,称为脂肪栓塞。脂肪栓塞的部位是肺动脉及其分支。对机体的影响取决于入血脂滴的大小、数量及栓塞部位。

（3）气体栓塞：主要包括外源性空气栓塞和内源性氮气栓塞。

1）外源性空气栓塞：常见于外伤、大手术致颈部或腹股沟大静脉损伤破裂,在胸、腹腔负压作用下,外界空气自破裂的大静脉入血,随血液流动到达右心房、右心室,栓塞于肺动脉主干及其分支内。

外源性空气栓塞对机体的影响取决于入血空气的速度和空气量。大量空气(约100ml)迅速进入静脉,随血流到达右心后,由于心脏的搏动,将空气与心腔内的血液搅拌形成大量泡沫状血液(血气泡),充满心腔,致静脉血的回流受阻,引起体循环静脉淤血,引起急性呼吸、循环衰竭,导致患者出现呼吸困难、缺氧、发绀,重者可导致猝死。

2）内源性氮气栓塞：又称为减压病、沉箱病或潜水员病。飞行员从地面迅速升入高空或潜水员从深水迅速浮出水面时,因大气压突然降低,导致原溶解在血液中的氮气,从血液中重新析出、游离形成气泡,引起氮气栓塞。

（4）羊水栓塞：羊水成分进入母体血液循环引起的栓塞,称为羊水栓塞。羊水栓塞是分娩过程一种罕见的、但十分危险的并发症。

（5）其他栓塞。

（五）梗死

由于动脉血供应中断,侧支循环又不能建立时,引起局部组织细胞缺血性坏死,称为梗死。

1. 梗死的原因和条件

（1）动脉管腔阻塞：动脉内血栓形成和栓塞是引起梗死的最常见原因,多见于心肌梗死和脑梗死。

（2）动脉管壁受压闭塞：肠扭转、肠套叠和嵌顿疝时,肠系膜动脉受压闭塞,供血中断,可引起肠出血性梗死;卵巢囊肿蒂扭转时,也可致囊肿供血中断,发生缺血性坏死,即梗死。

（3）动脉管壁持久性痉挛：单纯的动脉管壁痉挛一般不引起梗死,但在动脉管壁已有病变、管腔部分狭窄的基础上,若再继发动脉管壁持久性痉挛,可导致动脉供应中断,即可引起梗死。

2. 梗死的类型及病变

（1）贫血性梗死：多发生于组织结构致密、侧支循环不丰富的实质脏器，如心、脑、肾、脾等。

肉眼观察：梗死区呈灰白或灰黄色，干燥，质地坚实，梗死区与周围组织分界清楚。脾、肾梗死区形态呈锥体形，切面呈楔形（扇形或三角形）。心、脑贫血性梗死呈不规则形或地图形。

（2）出血性梗死：多发生于组织结构疏松、有双重血液循环或吻合支丰富的器官，如肺和肠。

肉眼观察：梗死区呈暗红色，梗死区与正常组织交界处也有暗红色的充血出血带，故与周围组织分界不清楚。肺出血性梗死区呈锥体形，切面呈楔形（扇形或三角形）。肠出血性梗死区呈节段形。

（3）败血性梗死：指含细菌的栓子阻塞血管腔，梗死区内有大量细菌生长，引起明显的炎症反应，甚至化脓。

3. 梗死对机体的影响　取决于发生梗死的部位、范围以及有无细菌感染等因素。生命重要器官的梗死，即使范围较小，对机体影响也很大，甚至导致死亡。

【相关知识衔接】

（一）血液凝固过程

血液凝固分凝血酶原激活物的形成、凝血酶的形成和纤维蛋白的形成三个基本步骤。

1. 凝血酶原激活物的形成　有内源性和外源性两条途径。两条途径的主要区别在于启动方式和参与的凝血因子不同。

2. 凝血酶的形成　在凝血酶原激活物的作用下，凝血酶原被激活成为凝血酶。

3. 纤维蛋白的形成　凝血酶能迅速使纤维蛋白原转变为纤维蛋白单体，进而在 Ca^{2+} 参与下，纤维蛋白单体相互聚合，形成不溶于水的网状纤维蛋白多聚体，网罗血细胞形成血凝块。血液凝固后 $1\sim2h$，血凝块逐渐回缩，析出的淡黄色液体，称为血清。血清与血浆的区别在于血清中缺乏纤维蛋白原和在凝血过程中被消耗的凝血因子，增加了少量凝血过程中由血小板释放的物质。

（二）血液循环途径

血液由心室射出，依次流经动脉、毛细血管和静脉，最后返回心房，血液这种沿一定方向周而复始地流动，称为血液循环。血液循环根据循环途径的不同分为体循环和肺循环。

　　1. 体循环　又称为大循环。血液由左心室射入主动脉,经主动脉各级分支流向全身毛细血管与组织、细胞进行物质交换后,再经各级静脉回流,最后经上、下腔静脉流回右心房。

　　2. 肺循环　又称为小循环。血液自右心室射出,经肺动脉干及其各级分支到达肺泡周围毛细血管进行气体交换后,逐级汇合,最后经肺静脉流回左心房。

【强化训练】

（一）名词解释

1. 充血

2. 淤血

3. 出血

4. 内出血

5. 外出血

6. 血栓形成

7. 机化

8. 再通

9. 栓塞

10. 梗死

（二）填空题

1. 充血可分为_____和_____。

2. 淤血的原因有_____、_____、_____。

3. 左心衰竭时,引起_____;右心衰竭时,引起_____。

4. 血栓形成的因素有_____、_____、_____。

5. 血栓的类型有_____、_____、_____、_____。

6. 血栓形成的结局是_____、_____、_____、_____。

7. 血栓形成的过程可分为三个阶段,分别是_____、_____、_____。

8. 来自体循环静脉系统和右心的栓子,栓塞的部位是_____。

9. 来自左心和体循环动脉系统的栓子,栓塞的部位是_____。

10. 栓塞的类型有_____、_____、_____、_____、_____。

11. 梗死的类型有_____、_____、_____。

（三）选择题

A1 型题

1. 动脉性充血的病理变化不包括
   - A. 体积轻度增大
   - B. 颜色鲜红
   - C. 温度增高
   - D. 细动脉及毛细血管扩张充血
   - E. 发绀

2. 右心衰竭时，不可能引起
   - A. 肺淤血
   - B. 肝淤血
   - C. 脾淤血
   - D. 胃肠道淤血
   - E. 下肢淤血

3. "槟榔肝"的病理变化是
   - A. 淤血、脂肪变性
   - B. 淤血、细胞水肿
   - C. 出血、脂肪变性
   - D. 淤血、玻璃样变性
   - E. 出血、细胞水肿

4. 最重要、最常见的血栓形成条件是
   - A. 心血管内皮细胞损伤
   - B. 血流缓慢
   - C. 涡流形成
   - D. 血小板、凝血因子增多
   - E. 纤维蛋白溶解系统活性降低

5. 透明血栓又称为
   - A. 白色血栓
   - B. 混合血栓
   - C. 红色血栓
   - D. 微血栓
   - E. 附壁血栓

6. 最常见的栓塞是
   - A. 空气栓塞
   - B. 氮气栓塞
   - C. 血栓栓塞
   - D. 脂肪栓塞
   - E. 羊水栓塞

7. 对贫血性梗死病变特点的阐述，错误的是
   - A. 发生于脾、肾、心、脑
   - B. 梗死灶呈灰白色
   - C. 梗死灶与正常组织界限清楚
   - D. 均为凝固性坏死
   - E. 梗死灶周围可见充血、出血带

8. 淤血时，血液主要淤积在
   - A. 小动脉和毛细血管
   - B. 动脉

C. 毛细血管   D. 静脉

E. 小静脉和毛细血管

9. 有关肺淤血的病理变化,不正确的是

  A. 肺泡壁毛细血管扩张、充满血液

  B. 肺泡壁毛细血管狭窄、闭塞

  C. 肺泡腔内有水肿液、红细胞、心衰细胞

  D. 肺体积增大、暗红色、质地变实

  E. 肺切面流出淡红色泡沫状液体

10. 血液从血管或心腔外出称为

  A. 充血   B. 淤血

  C. 出血   D. 贫血

  E. 缺血

11. 血栓形成多见于

  A. 动脉   B. 静脉

  C. 毛细血管   D. 心瓣膜

  E. 心腔内

12. 血栓形成对机体的不利影响不包括

  A. 阻塞血管   B. 栓塞

  C. 心瓣膜变形   D. 止血、防止出血

  E. 广泛性出血

13. 梗死灶呈节段形的器官是

  A. 心   B. 脑

  C. 脾   D. 肾

  E. 肠

14. 淤血引起的后果不包括

  A. 淤血性水肿   B. 淤血性出血

  C. 淤血性硬化   D. 实质细胞损伤

  E. 减压后充血

15. 血栓的结局不包括

  A. 梗死   B. 溶解、吸收

  C. 钙化   D. 机化

  E. 再通

16. 漏出性出血主要发生在
    A. 心脏　　　　　　　　　　　B. 动脉
    C. 静脉　　　　　　　　　　　D. 毛细血管
    E. 淋巴管

17. 白色血栓的主要成分是
    A. 血小板　　　　　　　　　　B. 白细胞
    C. 纤维蛋白　　　　　　　　　D. 血凝块
    E. 红细胞

18. 由肉芽组织逐渐取代血栓的过程称为
    A. 机化　　　　　　　　　　　B. 再通
    C. 钙化　　　　　　　　　　　D. 溶解
    E. 脱落

19. 梗死最常见的原因是
    A. 动脉栓塞　　　　　　　　　B. 动脉痉挛
    C. 动脉内血栓形成和栓塞　　　D. 动脉受压闭塞
    E. 静脉受压闭塞

20. 出血性梗死常发生于
    A. 肺、肠　　　　　　　　　　B. 心、脑
    C. 脾、肾　　　　　　　　　　D. 肝、肾
    E. 肺、肝

A2 型题

21. 患者,男,42岁,间歇性跛行,左侧足背动脉搏动减弱,被确诊为血栓闭塞性脉管炎。若病情进一步发展,足背动脉内可形成血栓,主要原因是
    A. 血管内膜损伤　　　　　　　B. 血流缓慢
    C. 涡流形成　　　　　　　　　D. 血液凝固性增高
    E. 纤维蛋白溶解系统活性降低

22. 患者,男,52岁,术后并发下肢股静脉内血栓形成,医生嘱咐他要绝对卧床休息,避免动作幅度过大,禁止按摩患肢。目的是防止血栓
    A. 溶解　　　　　　　　　　　B. 脱落
    C. 机化　　　　　　　　　　　D. 再通
    E. 钙化

23. 患者,女,40岁,车祸股骨骨折,在送往医院途中突然出现呼吸困难、发绀、

心率加快、烦躁不安。此时,患者极有可能发生的栓塞是

    A. 血栓栓塞   B. 空气栓塞

    C. 氮气栓塞   D. 脂肪栓塞

    E. 羊水栓塞

24. 患者,女,30岁,妊娠40周分娩,宫口尚未开全时,胎膜发生破裂,突然出现呛咳、烦躁、呼吸困难、发绀、血压明显下降、抽搐、休克,经抢救无效死亡。尸检时,在肺小动脉和毛细血管内,可见角化上皮、胎毛、胎粪等成分。最准确的诊断是

    A. 羊水栓塞   B. 空气栓塞

    C. 脂肪栓塞   D. 过敏性休克

    E. 急性呼吸衰竭

25. 患儿,男,1岁,突然出现阵发性哭闹,排果酱样血便1次。查体:右上腹触及腊肠样包块。入院诊断:肠套叠。如不能及时复位可导致肠壁发生

    A. 贫血性梗死   B. 出血性梗死

    C. 败血症性梗死   D. 液化性坏死

    E. 纤维蛋白样坏死

A3/A4 型题

(26~27 题共用题干)

患者,男,57岁,有肺结核病史,近日病情加重,被诊断为急性空洞性肺结核。患者自述经常咳出鲜红色的血液。

26. 此症状正确的名称是

    A. 咳血   B. 咯血

    C. 呕血   D. 吐血

    E. 淤血

27. 出血的类型是

    A. 内出血   B. 外出血

    C. 生理性出血   D. 漏出性出血

    E. 外伤性出血

(28~29 题共用题干)

患者,男,43岁,患风湿性心脏病二尖瓣狭窄10余年,今日因过度劳累而突然出现呼吸困难、发绀、咳嗽、咳粉红色泡沫样痰,急诊入院被诊断为急性左心衰竭。

28. 肺脏发生的病变是

    A. 肺栓塞   B. 肺梗死

C. 肺淤血　　　　　　　　　　　　D. 肺脓肿

E. 肺结核

29. 咳出的粉红色泡沫样痰是肺泡腔内的

A. 水肿液、白细胞　　　　　　　　B. 水肿液、红细胞

C. 纤维蛋白、白细胞　　　　　　　D. 纤维蛋白、红细胞

E. 黏液、红细胞

（30～31题共用题干）

患者，男，56岁，冠心病心绞痛病史6年，突发心前区持续性疼痛，含服硝酸甘油无效。入院诊断：急性心肌梗死。

30. 梗死灶的形状是

A. 三角形　　　　　　　　　　　　B. 囊状

C. 地图形　　　　　　　　　　　　D. 锥体形

E. 节段形

31. 如并发血栓形成，应发生的类型是

A. 白色血栓　　　　　　　　　　　B. 红色血栓

C. 透明血栓　　　　　　　　　　　D. 附壁血栓

E. 延续性血栓

（四）简答题

1. 简述淤血的原因、病理变化及结局。

2. 简述血栓形成的因素及其对机体的影响。

3. 简述血栓形成的结局。

4. 简述栓子的运行途径及栓塞部位。

5. 简述栓塞的类型及对机体的影响。

6. 简述梗死的原因、类型及各型病变特点。

（郭　静）

第四章 | 水 肿

【学习要点】

1. 掌握水肿的发生机制。
2. 熟悉水肿的概念及分类、常见类型水肿的临床特点及水肿对机体的影响。
3. 了解水肿的病理变化。

【学习纲要】

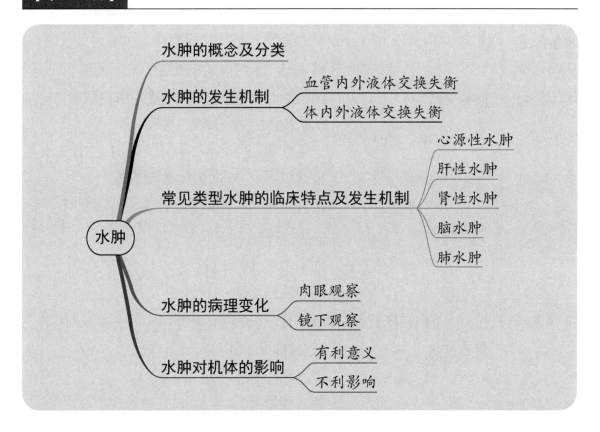

常见类型
水肿的临
床特点及
发生机制
├─ 心源性水肿
│ ├─ 临床特点: 首先出现在身体的低垂部位
│ └─ 发生机制
│   ├─ 心输出量减少, 肾小球滤过率降低和肾小管重吸收增加
│   └─ 静脉回流受阻, 静脉淤血, 静脉流体静压增高和淋巴回流受阻, 使组织间液的生成大于回流引起水肿
│
├─ 肝性水肿
│ ├─ 临床特点: 常以腹水为主要表现
│ └─ 发生机制
│   ├─ 门静脉高压导致肝淋巴回流受阻, 肠系膜静脉回流障碍, 毛细血管流体静压升高, 形成腹水
│   ├─ 血浆胶体渗透压降低促进腹水形成
│   └─ 肝功能障碍对醛固酮和抗利尿激素灭活能力降低, 导致水钠潴留
│
├─ 肾性水肿
│ ├─ 临床特点: 首先出现于组织疏松的眼睑或颜面部
│ └─ 发生机制
│   ├─ 肾病综合征: 长期、大量的蛋白尿, 引起血浆胶体渗透压降低, 导致水肿
│   └─ 急性肾小球肾炎: 肾小球增生性病变使其滤过率下降, 而引起水钠潴留
│
├─ 脑水肿
│ ├─ 临床特点: 过多的体液积聚在脑组织间隙和脑细胞内
│ └─ 发生机制
│   ├─ 血管源性脑水肿
│   ├─ 细胞中毒性脑水肿
│   └─ 间质性脑水肿
│
└─ 肺水肿
   ├─ 临床特点: 肺组织有过多的液体积聚
   └─ 发生机制
      ├─ 肺静脉回流受阻
      ├─ 肺淋巴回流障碍
      └─ 肺血容量增多

（一）水肿的概念

过多的液体在组织间隙或体腔中积聚的现象称为水肿。液体在体腔内积聚过多又称为积水或积液,如胸腔积液、腹水等。

（二）水肿的发生机制

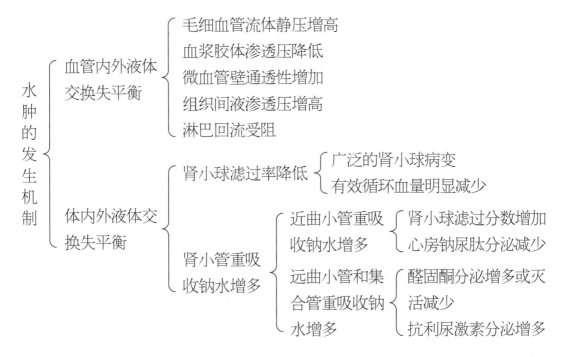

水肿的发生机制
- 血管内外液体交换失平衡
  - 毛细血管流体静压增高
  - 血浆胶体渗透压降低
  - 微血管壁通透性增加
  - 组织间液渗透压增高
  - 淋巴回流受阻
- 体内外液体交换失平衡
  - 肾小球滤过率降低
    - 广泛的肾小球病变
    - 有效循环血量明显减少
  - 肾小管重吸收钠水增多
    - 近曲小管重吸收钠水增多
      - 肾小球滤过分数增加
      - 心房钠尿肽分泌减少
    - 远曲小管和集合管重吸收钠水增多
      - 醛固酮分泌增多或灭活减少
      - 抗利尿激素分泌增多

（一）体液的组成

正常成人体重的 60% 左右是水。其中,约 2/3 存在于细胞内,称为细胞内液;其余 1/3 存在于细胞外,称为细胞外液。在细胞外液中,约有 1/5 在血管内,即血浆;其余的 4/5 在血管外,即组织液和各种腔室内的液体,如脑脊液、房水等。组织液存在于组织细胞的间隙中,绝大部分呈胶冻状,不能自由流动。

（二）组织液的生成与回流

组织液是血浆通过毛细血管壁滤过而形成的。滤过和回流两个过程的比较,决定液体移动的方向。液体通过毛细血管壁移动的方向取决于四个因素,即毛细血管流体静压、组织液静水压、血浆胶体渗透压和组织液胶体渗透压。其中,毛细血管流体静压和组织液胶体渗透压是促使液体由毛细血管内向血管外滤过的力量;而血浆胶体渗透压和组织液静水压则是将液体从毛细血管外回流入血管内的力量。滤过的力量和回流的力量之差称为有效滤过压,可用下式表示:

有效滤过压 =(毛细血管流体静压 + 组织液胶体渗透压)-(血浆胶体渗透压 + 组织液静水压)

总的说来,在毛细血管动脉端滤出的液体,约 90% 可在静脉端被重吸收回血液;另有少量液体进入毛细淋巴管,形成淋巴液,再回流入血液循环。

【强化训练】

(一)名词解释

1. 水肿

2. 积水

3. 脑水肿

4. 肺水肿

(二)填空题

1. 水肿指体液在_____积聚过多。

2. 水肿发生的两大机制是_____和_____。

3. 组织液生成大于回流导致水肿的发生,主要见于_____、_____、_____、_____和_____。

4. 远曲小管和集合管重吸收钠水增多主要和_____和_____两种激素增多有关。

5. 根据脑水肿的发生原因、机制和不同的组织部位,可分为三类_____、_____和_____。

(三)选择题

A1 型题

1. 水肿指

    A. 细胞内液增多　　　　　　B. 淋巴液增多

    C. 组织间隙液体过多　　　　D. 血管内液体过多

    E. 水在体内潴留

2. 判断机体是否水肿,较理想的方法是

    A. 是否有凹陷性水肿　　　　B. 检测肾功能

    C. 活体组织检查　　　　　　D. 肉眼目测

E. 测体重

3. 左心衰竭引起肺水肿的主要发生机制是
   A. 肺泡毛细血管血压增高   B. 肺微血管壁通透性增高
   C. 血浆胶体渗透压降低   D. 肺淋巴回流障碍
   E. 血浆胶体渗透压升高

4. 下列不能引起水肿的是
   A. 毛细血管流体静压升高   B. 血浆胶体渗透压升高
   C. 组织淤血   D. 淋巴回流受阻
   E. 毛细血管壁通透性增加

5. 急性肾小球肾炎引起水肿的主要发生机制是
   A. 肾小球滤过率降低   B. 血浆胶体渗透压降低
   C. 毛细血管通透性升高   D. 醛固酮分泌增多
   E. 抗利尿激素分泌增多

6. 肿瘤切除术后引起局部水肿是由于
   A. 局部损伤使血管通透性升高   B. 术中失血使血浆胶体渗透压下降
   C. 局部组织产生炎性水肿   D. 局部淋巴结切除致淋巴回流障碍
   E. 静脉淤血引起毛细血管内压升高

7. 以腹水为主要表现的是
   A. 心源性水肿   B. 肝性水肿
   C. 肾性水肿   D. 肺水肿
   E. 脑水肿

8. 肾性水肿一般首先出现在
   A. 下肢   B. 腹膜腔
   C. 眼睑   D. 胸膜腔
   E. 心包腔

9. 抗利尿激素对水重吸收增强的作用部位在
   A. 远曲小管、集合管上皮细胞   B. 髓袢升支上皮细胞
   C. 髓袢降支上皮细胞   D. 近曲小管上皮细胞
   E. 输尿管上皮细胞

10. 血浆胶体渗透压主要取决于血浆白蛋白的含量，以下不会引起血浆白蛋白减少的原因是
   A. 禁食，胃肠消化吸收功能障碍的患者

B. 肝硬化和严重的营养不良

C. 肾病综合征患者大量蛋白质随尿排出

D. 肾盂肾炎的患者

E. 慢性消耗性疾病如结核病及恶性肿瘤

11. 与血浆胶体渗透压降低无关的是

    A. 血浆蛋白丧失过多　　　　　　　　B. 肝功能不全合成蛋白质能力降低

    C. 体内蛋白质分解亢进　　　　　　　　D. 淋巴回流受阻

    E. 肾病综合征

12. 与肝硬化腹水无关的是

    A. 肾小球滤过率下降　　　　　　　　B. 肾小管重吸收钠水增多

    C. 毛细血管壁通透性增高　　　　　　D. 血浆胶体渗透压下降

    E. 淋巴回流受阻

13. 身体下垂部位发生的水肿常为

    A. 心源性水肿　　　　　　　　　　　B. 肾性水肿

    C. 肝性水肿　　　　　　　　　　　　D. 凹陷性水肿

    E. 肺水肿

14. 引起水钠潴留的主要原因是

    A. 钠、水摄入过多　　　　　　　　　B. 肾小球滤过率增高

    C. 肾小管重吸收钠水增多　　　　　　D. 毛细血管壁通透性增加

    E. 淋巴回流受阻

15. 下列肾病, 伴发水肿最明显的是

    A. 肾小球肾炎　　　　　　　　　　　B. 肾盂肾炎

    C. 肾动脉硬化病　　　　　　　　　　D. 肾病综合征

    E. 肾结核

16. 肾分泌肾素的部位是

    A. 近球细胞　　　　　　　　　　　　B. 集合管上皮细胞

    C. 近曲小管上皮细胞　　　　　　　　D. 肾小球毛细血管内皮细胞

    E. 致密斑

17. 随体位改变而移动的水肿是

    A. 肝性水肿　　　　　　　　　　　　B. 肾性水肿

    C. 心源性水肿　　　　　　　　　　　D. 甲状腺功能减退性水肿

    E. 肺水肿

18. 肾病性水肿发生机制的中心环节是
    A. 血浆胶体渗透压下降
    B. 醛固酮分泌增加
    C. 抗利尿激素释放增加
    D. 淋巴回流障碍
    E. 毛细血管内流体静压升高

19. 水肿时机体
    A. 局部组织抵抗力增强
    B. 局部组织修复能力增强
    C. 喉头水肿可导致窒息
    D. 脑水肿引起颅内压降低
    E. 肺水肿肺泡气体交换加快

20. 下列水肿的形成机制,与醛固酮无关的是
    A. 心源性水肿
    B. 肾炎性水肿
    C. 脑水肿
    D. 肝性水肿
    E. 肾病性水肿

21. 下列水肿的形成机制,与肾小球-肾小管平衡失调无关的是
    A. 肾小球肾炎引起的水肿
    B. 肾病综合征引起的水肿
    C. 肝硬化腹水
    D. 腹膜炎腹水
    E. 心力衰竭下肢水肿

A2 型题

22. 某左侧乳腺癌根治术后患者,自述左侧上肢肿胀,每日午后更为明显。该患者上肢水肿形成的机制可能是
    A. 局部组织淤血,血管内压升高
    B. 局部组织血浆胶体渗透压升高
    C. 局部组织淋巴回流障碍
    D. 局部组织血管壁通透性升高
    E. 术后营养不良导致血浆胶体渗透压降低

23. 患儿,男,8岁,有急性上呼吸道感染病史,近几日出现眼睑及颜面部水肿明显,尿量减少,尿蛋白(++)。患儿水肿的机制可能是
    A. 炎症导致血管壁通透性升高
    B. 尿蛋白导致血浆胶体渗透压降低
    C. 炎症导致血管充血,血管内压升高
    D. 炎症导致肾小球滤过率降低
    E. 炎症导致淋巴回流受阻

A3/A4 型题

24. 患者,女,60岁,患慢性支气管炎,咳嗽、咳痰30余年。患者近5年来心悸、气短,活动后加剧;近1个月来出现咳嗽,呼吸困难,双下肢水肿。查体:神清、发

绀、颈静脉怒张、双肺可闻及少量干啰音和湿啰音,心率120次/min,律齐。

（1）该患者出现的水肿,根据发生原因应属于

A. 心源性水肿　　　　　　　B. 肝性水肿

C. 肾性水肿　　　　　　　　D. 肺水肿

E. 炎性水肿

（2）分析该患者下肢水肿形成的机制,最主要的形成因素是

A. 毛细血管壁通透性增高　　B. 淋巴回流障碍

C. 血浆胶体渗透压降低　　　D. 静脉和毛细血管内压增高

E. 血浆胶体渗透压升高

（四）简答题

1. 简述水肿形成的机制。

2. 简述常见类型水肿的特点及发生机制。

（赵　鸿）

第五章 ｜ 炎 症

【学习要点】

1. 掌握炎症局部的基本病理变化、炎症的常见类型及病变、炎症的全身反应。

2. 熟悉炎症、变质、渗出、增生、炎症细胞、炎症细胞浸润、假膜性炎、脓肿、蜂窝织炎、炎性息肉、炎性假瘤、肉芽肿性炎的概念；炎症介质的概念、来源及作用；炎症的局部表现。

3. 了解炎症的原因、分类及结局。

【学习纲要】

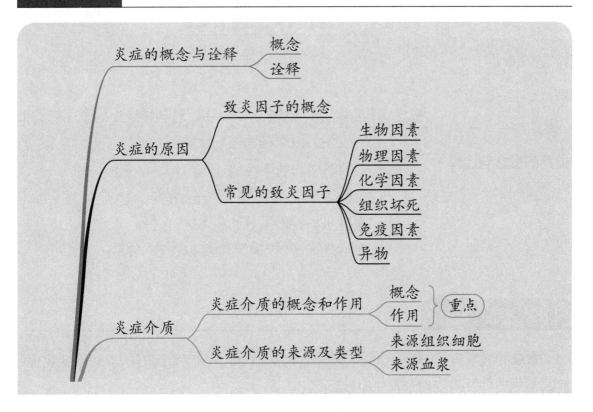

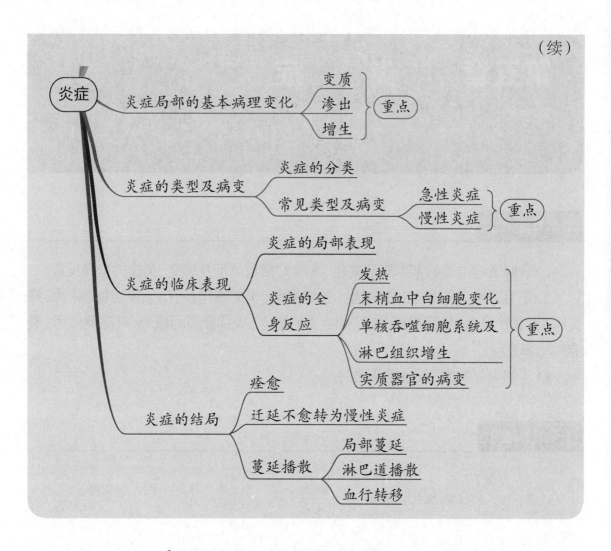

炎症的概念与诠释

概念：指具有血管系统的活体组织，对各种致炎因子引起的损伤所发生的以防御为主的反应

诠释
- 只有具备血管系统的活体组织才能形成炎症
- 以血管反应为中心的渗出性病变，是炎症的重要标志
- 炎症是一种最常见的基本病理过程
- 炎症是损伤、抗损伤和修复的统一体

【重点与难点解析】

本章的教学重点：炎症介质的概念、作用及功能；炎症局部的基本病理变化；炎症的常见类型及病变；炎症的临床表现。

本章的教学难点：炎症介质的来源、种类及作用机制；炎性水肿的原因及机制；

渗出液与漏出液的区别；炎症细胞的种类、形态、功能及意义。

炎症介质
- 概念：指能够参与或诱导炎症发生、发展的具有生物活性的化学物质
- 作用及功能
  - 扩张小血管
  - 增加血管壁通透性
  - 趋化作用
  - 引起发热、疼痛
  - 引起组织损伤
  - 参与免疫反应
- 来源及类型
  - 来源组织细胞：血管活性胺、前列腺素、白细胞三烯等
  - 来源血浆：凝血系统、补体系统、激肽系统、纤维蛋白溶解系统

变质
- 概念：指在某些致炎因子作用下，炎症局部组织细胞发生变性和坏死的过程
- 形态学变化：变质局部实质细胞和间质成分可发生前面学过的各种变性和坏死
- 局部代谢的变化
  - 分解代谢增强：三大物质分解代谢增强，但分解不彻底；大分子物质分解成小分子物质，分子浓度增加
  - 代谢性酸中毒：局部 H^+ 浓度增加，盐的解离增强，导致局部离子浓度增加
  - 组织间液渗透压增加：组织间液渗透压包括胶体渗透压和流体静压；变质局部分子浓度增加，组织间液胶体渗透压增加；变质局部离子浓度增加，组织间液流体静压增加

渗出
- 概念：指炎症局部血管内的血液成分通过血管壁进入组织间隙、体腔、体表的过程
- 渗出的过程
  - 血流动力学改变（血管的反应）
    - 细小动脉短暂痉挛收缩
    - 动脉性充血
    - 静脉淤血
  - 血管壁通透性增加
  - 血液成分渗出
    - 液体成分渗出——炎性水肿
    - 细胞成分渗出——炎症细胞浸润

液体成分渗出
形成炎性水肿
{
　液体渗出：指炎症局部血管内的液体成分通过血管壁进入组织间
　　隙、体腔、体表的过程

　原因和机制
{
　毛细血管内压升高
　血管壁通透性升高
　组织间液渗透压升高
}

　渗出液和漏出液
{
　概念
　特点
　区别
}

　液体渗出的意义
{
　防御意义（有利）
　不良影响（不利）
}
}

液体渗出的意义
{
有利
{
渗出液可中和、稀释毒素及有害物质
渗出液可给局部组织细胞带来营养物质，带走代谢产物
渗出液含有抗体、补体、溶菌酶等物质，可消灭病原体
渗出的纤维蛋白可交织成网，阻止病原体及其毒素的扩散，有利于白细胞的游走和吞噬，还可作为组织修复的支架
渗出液中的白细胞、巨噬细胞可吞噬、杀灭病原体，清除坏死组织
渗出液中的病原体及其毒素，可促进细胞和体液免疫的产生
}

不利
{
局部渗出液过多，可压迫局部组织、器官，加重局部血液循环障碍
体腔内渗出液过多，可压迫周围组织或器官，影响组织、器官的功能
渗出液中的纤维蛋白不能完全吸收，可发生机化，导致组织粘连
}
}

细胞成分渗出形成炎症细胞浸润 {
  细胞渗出：指炎症局部血管内的细胞成分通过血管壁进入组织间隙、体腔、体表及黏膜表面的过程

炎症细胞：指渗出于血管外的白细胞

炎症细胞浸润：指渗出血管外的炎症细胞聚集于炎症病灶区的现象

细胞渗出的过程 {
  白细胞的边集和滚动
  白细胞的黏附
  白细胞的游出
  趋化作用
  炎症细胞在局部的作用 {
    吞噬降解作用
    免疫作用
    白细胞的损伤作用
}

炎症细胞的种类、形态、功能及临床意义

增生 {
  概念：指在某些特殊致炎因子作用下，炎症局部组织细胞增生、数目增多

增生的病变：局部组织（巨噬）细胞、血管内皮细胞和成纤维细胞增生，可伴有被覆上皮和腺体的增生

增生的意义 {
  防御意义：增生的巨噬细胞吞噬降解病原体、坏死组织和异物，并能传递抗原信息，引起免疫反应；增生的成纤维细胞和毛细血管构成肉芽组织，完成炎症损伤后的修复

不利影响：过度增生可导致原组织、器官结构破坏，变形变硬
}

炎症的常见类型 {
  急性炎症 {
    变质性炎
    渗出性炎 {
      浆液性炎
      纤维蛋白性炎
      化脓性炎
      出血性炎
      卡他性炎
}
}
  慢性炎症（增生性炎）
}

变质性炎 {
概念: 指炎症局部基本病变以变质为主的炎症
好发部位: 心、肝、肾、脑等实质性器官
病变特点: 实质细胞变性坏死
举例: 中毒性心肌炎
病毒性肝炎
流行性乙型脑炎
}

浆液性炎 {
概念: 指炎症局部以大量浆液渗出为主的炎症
好发部位: 黏膜、浆膜、脑膜、滑膜和肺
病变特点: 以大量淡黄色浆液渗出为主
举例: 皮肤Ⅱ度烧伤的水疱、胸腔积液、腹水、关节腔积液
结局: 易吸收消散
}

纤维蛋白性炎 {
概念: 指炎症局部以大量纤维蛋白渗出为主的炎症
好发部位: 黏膜、浆膜和肺
病变类型 {
黏膜的纤维蛋白性炎(又可称为假膜性炎)
浆膜的纤维蛋白性炎
肺的纤维蛋白性炎(大叶性肺炎) {
病变: 在肺泡腔内大量纤维蛋白渗出
累及范围: 一个肺段或一个肺大叶
}
}
}

黏膜的纤维蛋白性炎 {
概念: 指在黏膜表面有大量纤维蛋白渗出, 渗出的纤维蛋白、中性粒细胞、坏死脱落的黏膜上皮细胞及细菌混合, 形成灰白色的假膜, 覆盖于黏膜表面, 又称为假膜性炎
举例: 白喉、细菌性痢疾等引起的炎症
}

浆膜的纤维蛋白性炎
- **概念**：指在浆膜表面有大量的纤维蛋白渗出
- **举例**：心包膜、胸膜和腹膜纤维蛋白性炎
  - 绒毛心：指心包的纤维蛋白性炎。在心包脏壁两层之间有大量的纤维蛋白渗出，渗出的纤维蛋白随着心脏收缩、舒张牵拉，形成绒毛状
- **结局**：若渗出的纤维蛋白较少，可被中性粒细胞崩解时释放的蛋白溶解酶溶解吸收

  若渗出的纤维蛋白过多，不能完全被溶解吸收，可发生机化，导致浆膜粘连，影响组织或器官的功能，如心包粘连、胸膜粘连、腹膜粘连

化脓性炎
- **概念**：指以大量中性粒细胞渗出为主，伴有不同程度的组织坏死和脓液形成的炎症
- **致病菌**：多由金黄色葡萄球菌、溶血性链球菌、肺炎链球菌、大肠埃希菌等化脓菌感染所致
- **化脓**：指病灶内渗出的中性粒细胞释放蛋白溶解酶，将坏死组织溶解液化的过程
- **脓液（脓汁）**：指在化脓过程中形成的黄白色或黄绿色浑浊、黏稠的糊状物，主要由大量变性、坏死的中性粒细胞、溶解液化的坏死组织、少量的浆液和细菌等构成
- **脓细胞**：指变性坏死的中性粒细胞
- **病变类型**
  - 表面化脓和积脓
    - **概念**：指黏膜、浆膜和脑膜等的化脓性炎，其脓性渗出物可向黏膜、浆膜和脑膜表面渗出
    - **举例**：化脓性胸膜炎、化脓性脑膜炎、阑尾表面化脓和积脓、胸膜腔积脓等
  - 蜂窝织炎
  - 脓肿

蜂窝织炎 {
概念: 指疏松组织内的弥漫性化脓性炎

好发部位: 常见于皮下、黏膜下层、肌肉间和阑尾等部位

致病菌: 多由溶血性链球菌感染所致,此细菌能分泌透明质酸酶和链激酶,可溶解结缔组织基质中的透明质酸和纤维蛋白,使组织间隙增大,细菌易沿组织间隙蔓延、扩散

病变: 炎症较弥漫,病灶内有大量中性粒细胞浸润,与正常组织分界不清
}

脓肿 {
概念: 指组织或器官内的局限性化脓性炎,常伴有脓腔形成,脓腔内充满脓液(脓汁)

好发部位: 皮下或内脏器官,如肺、肝、肾、脑等

常见致病菌: 金黄色葡萄球菌

举例: 肺脓肿、肝脓肿、肾脓肿、脑脓肿等

结局 {
痊愈: 小的脓肿可以完全吸收消散;较大的脓肿常需切开引流或穿刺抽脓后,由肉芽组织增生,瘢痕修复

形成慢性脓肿: 较大的脓肿,不能完全吸收或排出脓液后,可发生机化或形成慢性脓肿

溃疡: 皮肤、黏膜表浅部位的脓肿,可向表面破溃形成溃疡

窦道: 深部组织的脓肿向体表、体腔或自然管道穿破,形成只有一个开口的排脓的盲管,如肛旁窦道

瘘管: 深部组织的脓肿一端向体表穿破,而另一端向自然管道穿破或贯通两个空腔器官,形成两个或两个以上开口的管道,如肛旁瘘管
}
}

慢性炎症
(增生性炎) {
概念: 指临床上呈慢性经过,局部基本病变以增生为主的炎症

局部浸润的炎症细胞: 为慢性炎症细胞,包括淋巴细胞、浆细胞及单核巨噬细胞等

病变类型 {
一般慢性炎症(增生性炎)

炎性息肉

炎性假瘤

肉芽肿性炎(炎性肉芽肿)
}
}

炎性息肉
- **概念**：指在某些致炎因子作用下，炎症局部的黏膜上皮、黏膜下腺体及肉芽组织共同增生，形成向表面突起的、底部有蒂的肿物
- **举例**：宫颈息肉、鼻息肉等

炎性假瘤
- **概念**：指在某些致炎因子作用下，炎症局部有多种成分共同增生，形成肿瘤样团块。如肉眼观察和进行X线检查，易误诊为肿瘤
- **好发部位**：常见于眼眶和肺

炎性肉芽肿（肉芽肿性炎）
- **概念**：在某些特殊致炎因子作用下，炎症局部以巨噬细胞及其演化的细胞增生为主，形成境界清楚的结节状病灶，称为肉芽肿。炎性肉芽肿指以大量肉芽肿形成为主要病变特点的一类炎症
- **病变**：病灶内主要有大量巨噬细胞增生，增生的巨噬细胞可转变为类上皮细胞、多核巨细胞、风湿细胞、伤寒细胞、麻风细胞等，病灶周围有少量的淋巴细胞、成纤维细胞包绕，形成界限清楚的结节状病灶
- **类型**
  - **感染性肉芽肿**
    - 原因：由病原体感染所致
  - **异物性肉芽肿**
    - 原因：由异物长期刺激引起
    - 病变：镜下观察病灶中央为异物，周围有多少不等的单核、多核的异物巨细胞及成纤维细胞包绕，形成境界清楚的结节状病灶

炎症的临床表现
├─ 局部表现
│   ├─ **红**：早期因动脉性充血呈鲜红色；晚期因静脉淤血呈暗红色
│   ├─ **肿**：急性炎症因炎性渗出而肿胀；慢性炎症因组织细胞增生而肿胀
│   ├─ **热**：炎症局部温度升高；因动脉性充血，局部血流加快，血量增多，代谢增强，产热增多
│   ├─ **痛**：是由于感觉神经末梢受炎性渗出物的压迫、局部 H^+、K^+ 浓度增高的刺激以及炎症介质的致痛作用所致
│   └─ **功能障碍**：炎症局部实质细胞变性坏死、代谢障碍、渗出物的压迫或阻塞、局部组织的肿胀及疼痛等，均可导致炎症局部功能障碍
└─ 全身反应
    ├─ 发热
    ├─ 末梢血中白细胞变化
    ├─ 单核吞噬细胞系统及淋巴组织增生
    └─ 实质器官的病变

发热
├─ **概念**：指机体在各种发热激活物的作用下，引起的调节性体温升高
└─ 发热的生物学意义
    ├─ **防御意义**：适当发热，能增强机体代谢，促进抗体形成，增强单核吞噬细胞系统的吞噬功能及促进肝解毒功能
    └─ **不利影响**：高热或持续性高热，可引起机体各系统特别是中枢神经系统功能紊乱。较重炎症时，体温不但不升高，反而降低，提示机体抵抗力低下，预后不良

末梢血中白细胞的变化

白细胞增多

白细胞增多的意义：血中白细胞增多可增强炎症反应,具有重要的防御意义

类白血病反应：当末梢血中白细胞计数达到 $40×10^9$～$100×10^9$/L时,称为类白血病反应

白细胞增多的种类：急性炎症早期和化脓菌感染时,以中性粒细胞增多为主;病毒感染时,以淋巴细胞、单核细胞增多为主;寄生虫感染或变态反应性炎症时,以嗜酸性粒细胞增多为主;急性炎症后期和慢性炎症时,以淋巴细胞、浆细胞和单核细胞增多为主;肉芽肿性炎时,以单核细胞增多为主

白细胞减少

意义：当机体抵抗力严重低下或感染严重时,白细胞数目增加不明显,甚至减少

举例：多数病毒、立克次体和原虫感染,甚至极少数细菌(如伤寒杆菌)感染时,末梢血中白细胞计数不但不增高,反而可以减少

炎症介质的来源、种类及主要作用见表 5-1。

表 5-1　炎症介质的来源、种类及主要作用

	来源		介质	扩张小血管	增加通透性	趋化作用	其他
细胞源性	嗜酸性粒细胞 肥大细胞	血管活性胺	组胺	+	+	+	
			5-羟色胺	+	+		
	细胞膜磷脂成分	花生四烯酸代谢产物	前列腺素	+	+	+	发热、致痛
	白细胞、肥大细胞		白细胞三烯		+	+	
	中性粒细胞和单核细胞	溶酶体成分	阳离子蛋白		+	+(单核)	损伤组织
			中性蛋白酶			+(中性)	
	淋巴细胞		各种淋巴因子	+	+	+(中性) (巨噬)	参与免疫 损伤组织
血浆源性	激肽系统	血浆蛋白	缓激肽	+	+		致痛
	补体系统	血浆蛋白	补体 C3a、C5a	+	+	+	
	凝血系统		纤维蛋白原		+	+	
	纤维蛋白溶解系统		纤维蛋白降解物		+	+	

渗出液与漏出液的特点及区别见表5-2。

表5-2　渗出液与漏出液的特点及区别

区别点	渗出液特点	漏出液特点
原因	炎症（血管壁损伤严重）	非炎症（血管壁损伤轻微）
外观	混浊	清亮
比重	>1.020	<1.018
蛋白量	>30g/L	<30g/L
细胞数	>500×10^6/L	<100×10^6/L
凝固性	离体自凝	离体不自凝
黏蛋白定性试验	阳性	阴性

炎症细胞的种类、功能及临床意义见表5-3。

表5-3　炎症细胞的种类、功能及临床意义

炎症细胞	主要功能	临床意义
中性粒细胞	具有较强的游走和吞噬能力 能吞噬细菌，组织碎片及抗原抗体复合物 可释放某些炎症介质（阳离子蛋白、中性蛋白酶） 溶酶体内含有酸性水解酶、中性蛋白酶、溶菌酶、吞噬素等 崩解后，释放多种蛋白水解酶，溶解坏死组织及纤维蛋白	主要见于急性炎症的早期和化脓性炎。变性、坏死后成为脓细胞
巨噬细胞	具有很强的游走和吞噬能力 能吞噬细菌、较大的组织碎片及异物等 释放内生致热原和炎症介质（白细胞三烯等） 处理抗原，传递免疫信息 能演变为类上皮细胞及多核巨细胞等	主要见于急性炎症后期、肉芽肿性炎（结核、伤寒等）、病毒和寄生虫感染等
嗜酸性粒细胞	具有较弱的游走和吞噬能力 吞噬免疫复合物和组胺	主要见于寄生虫感染及变态反应性炎症
淋巴细胞及浆细胞	游走能力弱，无吞噬能力 T淋巴细胞参与细胞免疫，致敏后产生淋巴因子，杀伤靶细胞 B淋巴细胞在抗原刺激下，可转变为浆细胞，产生抗体，参与体液免疫	主要见于慢性炎症、病毒感染、立克次体和某些细菌（如结核分枝杆菌）感染，是参与免疫反应的主要细胞
嗜碱性粒细胞和肥大细胞	无明显游走和吞噬能力 胞质中含嗜碱性颗粒，脱颗粒可释放组胺、5-羟色胺和肝素	主要见于变态反应性炎症

对上述重点、难点教学内容，教师应认真备课，做好教学课件，准备好相应的视频、动画、微课等。讲解时应突出重点，讲深讲透；对教学难点中的发生机制等问题，任课教师应根据班级学生的认知能力和认知特点，深入浅出、简明扼要、提纲挈领地进行讲解，让学生对其有所了解即可。学生课前应提前预习，课中认真听课，做好笔记，多动脑，勤思考，课后多看教材和笔记，独立完成作业和课后测试题，反复多遍进行复习巩固，在充分理解的基础上进行记忆。另外，要注重炎症实验课的学习，通过对大体标本和组织切片的观察，加深对所学理论知识的理解和记忆。对上述重点和难点内容，学生还可通过课后讨论、线上线下查阅资料、观看视频、动画、微课及强化训练进行学习。师生双方共同努力，以期达成师生掌握重点、突破难点的教学效果。

【相关知识衔接】

1. 变质局部代谢的改变　应用了生物化学的三大物质（糖、脂肪、蛋白质）分解代谢的相关知识。

2. 变质局部的形态学变化　应用了组织细胞的损伤中的变性、坏死的相关知识。

3. 炎性水肿的原因及机制　与第四章水肿的发生机制等知识相衔接。

4. 炎症细胞在局部的作用　包括吞噬降解作用、免疫作用和引起组织损伤的作用，均与病原微生物学、免疫学的相关理论知识相衔接。

5. 炎症的全身反应中发热的概念、原因、形成机制　均与第六章发热的相关内容相衔接。

【强化训练】

（一）名词解释

1. 炎症

2. 炎症介质

3. 变质

4. 渗出

5. 增生

6. 炎症细胞

7. 炎症细胞浸润

8. 假膜性炎

9. 化脓性炎

10. 化脓

11. 脓细胞

12. 脓肿

13. 窦道

14. 瘘管

15. 蜂窝织炎

16. 炎性息肉

17. 炎性假瘤

18. 肉芽肿性炎

（二）填空题

1. 常见的致炎因子有_____、_____、_____、_____、_____和_____。

2. 根据来源不同，炎症介质可分为_____和_____。

3. 炎症介质的作用及功能有_____、_____、_____、_____、_____和_____。

4. 炎症局部的基本病理变化包括_____、_____和_____。

5. 渗出的过程（环节）包括_____、_____和_____。

6. 渗出液的特点是_____、_____、_____、_____和_____。

7. 细胞渗出的过程是_____、_____、_____、_____和_____。

8. 到达炎症病灶区内的炎症细胞的作用为_____、_____和_____。

9. 常见的炎症细胞有_____、_____、_____和_____。

10. 具有较强的吞噬功能的炎症细胞主要有_____和_____。

11. 常见的慢性炎症细胞有_____、_____和_____。

12. 增生性病变增生的成分有_____、_____和_____，可伴有_____和_____增生。

13. 常见的变质性炎有_____、_____和_____。

14. 渗出性炎的常见类型有_____、_____、_____和_____。

15. 浆液性炎的好发部位有_____、_____、_____、_____和_____。

16. 纤维蛋白性炎的好发部位是_____、_____和_____。

17. 常见的假膜性炎有_____和_____。

18. 化脓性炎的类型有_____、_____和_____。

19. 慢性炎症常见类型有_____、_____、_____和_____。

20. 肉芽肿根据原因不同可分为_____和_____。

21. 常见的感染性肉芽肿有_____、_____、_____和_____。

22. 炎症的局部表现有_____、_____、_____、_____和_____。

23. 炎症的全身反应有_____、_____、_____和_____。

24. 炎症的结局有_____、_____和_____。

25. 炎症蔓延播散的途径有_____、_____和_____。

26. 血行蔓延可形成_____、_____、_____和_____。

（三）选择题

A1 型题

1. 最常见的致炎因素是

    A. 生物因素   B. 化学因素

    C. 物理因素   D. 免疫因素

    E. 组织坏死

2. 炎症局部组织间隙内积聚的体液称为

    A. 分泌液   B. 淋巴液

    C. 水肿液   D. 渗出液

    E. 漏出液

3. 炎症最重要的标志是

    A. 变质性病变   B. 渗出性病变

    C. 增生性病变   D. 分解代谢的增强

    E. 炎症介质的形成

4. 炎症时,最具有防御意义的病变是

    A. 分解代谢的增强   B. 血管的反应

    C. 血浆液体的渗出   D. 细胞的渗出

    E. 炎症介质的形成

5. 下列关于渗出液的特点,错误的是

    A. 外观浑浊   B. 细胞数目多

    C. 比重大   D. 蛋白含量高

E. 黏蛋白定性试验阴性

6. 炎症时,白细胞自血管内游出到达炎症病灶区的过程,称为
   A. 白细胞靠边
   B. 白细胞附壁
   C. 白细胞游出
   D. 炎症细胞趋化
   E. 炎症细胞浸润

7. 急性炎症早期或化脓性炎时,炎症局部渗出的炎症细胞主要是
   A. 中性粒细胞
   B. 巨噬细胞
   C. 嗜酸性粒细胞
   D. 淋巴细胞
   E. 浆细胞

8. 脓细胞指
   A. 变性、坏死的淋巴细胞
   B. 变性、坏死的中性粒细胞
   C. 变性、坏死的浆细胞
   D. 吞噬病原体的巨噬细胞
   E. 变性、坏死的嗜酸性粒细胞

9. 肉芽肿性炎时,炎症局部增生的细胞是
   A. 中性粒细胞
   B. 巨噬细胞及其演化细胞
   C. 嗜酸性粒细胞
   D. 淋巴细胞
   E. 浆细胞

10. 慢性炎症时,组织中最常见的炎症细胞是
    A. 中性粒细胞
    B. 嗜碱性粒细胞
    C. 嗜酸性粒细胞
    D. 淋巴细胞
    E. 肥大细胞

11. 过敏性炎症或寄生虫感染时,病灶内最常见的炎症细胞是
    A. 中性粒细胞
    B. 巨噬细胞
    C. 嗜酸性粒细胞
    D. 淋巴细胞
    E. 浆细胞

12. 假膜性炎指
    A. 黏膜的纤维蛋白性炎
    B. 黏膜的化脓性炎
    C. 浆膜的纤维蛋白性炎
    D. 浆膜的化脓性炎
    E. 黏膜的浆液性炎

13. 绒毛心指发生于心外膜的
    A. 变质性炎
    B. 浆液性炎
    C. 纤维蛋白性炎
    D. 化脓性炎

E. 增生性炎

14. 卡他性炎指

    A. 黏膜的变质性炎　　　　　　　B. 黏膜的渗出性炎

    C. 黏膜的增生性炎　　　　　　　D. 浆膜的渗出性炎

    E. 浆膜的变质性炎

15. 在下列炎症介质中，来源于组织细胞的是

    A. 激肽和缓激肽　　　　　　　　B. 纤维蛋白降解产物

    C. 凝血酶原　　　　　　　　　　D. 血管活性胺

    E. 补体 C3a、C5a

16. 结核性胸膜炎时，胸膜腔内可有大量胸腔积液形成，属于

    A. 分泌液　　　　　　　　　　　B. 淋巴液

    C. 水肿液　　　　　　　　　　　D. 渗出液

    E. 漏出液

17. 在下列各种炎症细胞中，运动吞噬功能最强的是

    A. 中性粒细胞　　　　　　　　　B. 单核巨噬细胞

    C. 嗜酸性粒细胞　　　　　　　　D. 淋巴细胞

    E. 浆细胞

18. 病毒感染时，末梢血中升高的白细胞是

    A. 中性粒细胞　　　　　　　　　B. 浆细胞

    C. 嗜酸性粒细胞　　　　　　　　D. 淋巴细胞

    E. 单核细胞

19. 在下列各种炎症细胞中，有较弱的运动吞噬功能的是

    A. 中性粒细胞　　　　　　　　　B. 单核巨噬细胞

    C. 嗜酸性粒细胞　　　　　　　　D. 淋巴细胞

    E. 浆细胞

20. 具有较强的运动吞噬功能的细胞是

    A. 中性粒细胞　　　　　　　　　B. 单核巨噬细胞

    C. 嗜酸性粒细胞　　　　　　　　D. 淋巴细胞

    E. 浆细胞

21. 腹膜炎时，腹腔内的腹水属于

    A. 分泌液　　　　　　　　　　　B. 淋巴液

    C. 水肿液　　　　　　　　　　　D. 渗出液

E. 漏出液

22. 患者,男,26 岁,右膝关节周围脓肿,向表面破溃,经常排出脓液。此病理性管道称为

    A. 溃疡   B. 空洞

    C. 糜烂   D. 窦道

    E. 瘘管

23. 患者,男,30 岁,肛门周围脓肿,向表面皮肤破溃,经常流出粪便。此病理性管道称为

    A. 溃疡   B. 空洞

    C. 糜烂   D. 窦道

    E. 瘘管

24. 患者,男,20 岁,2d 前右手中指皮肤损伤,2d 后整个右手红、肿、热、痛、功能障碍。该患者右手发生了

    A. 浆液性炎   B. 坏疽

    C. 纤维蛋白性炎   D. 脓肿

    E. 蜂窝织炎

25. 患者,男,60 岁。X 线检查:左肺上叶直径 2cm 的高密度阴影,边界欠清。手术切除后送病理检验,肉眼观察,肿物切面呈灰白色,无包膜,与周围组织分界不清。显微镜下观察:病灶局部有大量纤维组织、肺泡上皮细胞及支气管黏膜上皮细胞增生,伴有大量淋巴细胞、巨噬细胞浸润。

(1)根据上述描述,该患者肺内病变应属于

    A. 肺癌   B. 变质性炎

    C. 渗出性炎   D. 增生性炎

    E. 急性炎症

(2)该患者应被诊断为

    A. 浆液性炎   B. 纤维蛋白性炎

    C. 变质性炎   D. 肉芽肿性炎

    E. 炎性假瘤

26. 患者,男,3d 前外伤,致右上臂外侧软组织损伤、伴表皮破溃。患者自今日起,损伤处局部红、肿、热、痛、不敢活动,并伴有发热、全身不适、食欲缺乏、精神萎

靡等症状。入院查体:右上臂损伤处局限性红肿,范围 3cm×3cm,触之有波动感,局部温度升高。体温 39.4℃,白细胞计数 22×10⁹/L,中性粒细胞占比 80%。

（1）根据上述表现,该患者右上臂损伤局部形成的病变是

A. 水肿   B. 炎症

C. 肿瘤   D. 发热

E. 淤血

（2）根据入院查体,该患者可诊断为

A. 肿瘤   B. 脓肿

C. 蜂窝织炎   D. 肉芽肿性炎

E. 炎性假瘤

（3）该病变的最可能致病菌是

A. 溶血性链球菌   B. 绿脓杆菌

C. 金黄色葡萄球菌   D. 大肠杆菌

E. 肺炎链球菌

（四）简答题

1. 简述炎症介质的来源及作用。

2. 简述炎症局部的基本病理变化。

3. 简述渗出的过程。

4. 简述渗出液的特点及与漏出液的区别。

5. 简述炎症时液体渗出的意义。

6. 简述细胞渗出的过程及炎症细胞浸润的概念。

7. 简述炎症细胞的种类、形态、功能和意义。

8. 简述渗出性炎的常见类型及病变特点。

9. 简述纤维蛋白性炎的好发部位、类型及病变特点。

10. 简述化脓性炎的概念、类型及病变。

11. 简述慢性炎症(增生性炎)的类型及病变特点。

12. 简述炎症的全身反应。

（黄晓红）

第六章 ｜ 发　热

【学习要点】

1. 掌握发热的概念、发热的分期及各期的特点。
2. 熟悉发热的原因、发生机制及发热过程中机体的代谢和功能变化。
3. 了解发热的生物学意义、发热的分型。

【学习纲要】

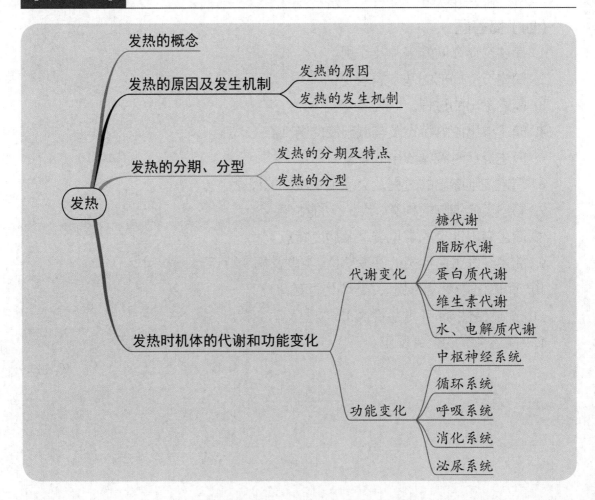

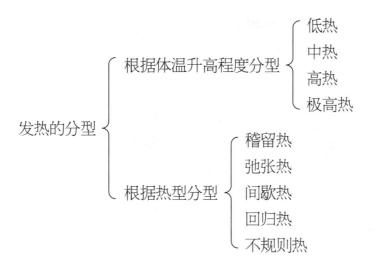

（一）发热的概念

体温升高分为生理性和病理性两种。生理性体温升高见于某些生理情况，如剧烈运动、月经前期、心理应激等。病理性体温升高包括发热和过热。

发热是机体在致热原的作用下，体温调节中枢的调定点上移而引起的调节性体温升高，是一种主动性体温升高。

当机体发生体温调节障碍、散热障碍或产热器官功能异常，如体温调节中枢损伤、环境高温所致的中暑、甲状腺功能亢进等情况时，体温调节中枢不能将体温控制在与调定点相适应的水平而引起的非调节性体温升高，称为过热，这是一种被动性体温升高。

（二）发热的原因及发生机制

1. 发热激活物　是能够激活体内产内生致热原细胞，使其产生和释放内生致热原的物质，包括外致热原和某些体内产物。外致热原是来自体外的致热物质，主要包括生物病原体（细菌、病毒、真菌、螺旋体、疟原虫等）及其代谢产物。其中，革兰氏阴性菌的内毒素是最常见的外致热原。一般把由生物病原体引起的发热称为感染性发热。

2. 内生致热原　是在发热激活物作用下，由产内生致热原细胞产生和释放的能够引起体温升高的物质。

3. 发生机制　尚未完全阐明。目前认为引起发热包括致热原信息传入中枢，中枢调节 - 调定点上移和调温效应器反应三个基本环节。

（三）发热的分期及各期的特点

发热的临床经过，大致可分为体温上升期、高热持续期和体温下降期三个时相（表6-1）。

表6-1　发热的分期及各期的特点

特点	体温上升期	高热持续期	体温下降期
调定点变化	上移	保持在一定高度	降至正常
热代谢特点	产热>散热	产热＝散热	产热<散热
临床表现及机制	皮肤苍白：皮肤血管收缩 畏寒：皮肤血流减少、皮肤温度降低 鸡皮疙瘩：交感神经兴奋，竖毛肌收缩 寒战：骨骼肌不随意收缩	肤色变红：皮肤血管扩张 自觉酷热：皮肤血量增加，皮肤温度升高 口唇干燥：皮肤温度升高，皮肤水分的蒸发较多	大量出汗：皮肤血管进一步扩张，汗腺分泌增加，严重者可脱水

（四）发热时机体的代谢和功能变化

1. **代谢变化**　体温升高时物质代谢加快。一般认为，体温每升高1℃，基础代谢率提高13%，所以发热时物质消耗明显增加。发热时糖的分解代谢加强，由于氧供应相对不足，葡萄糖无氧酵解增强，产生大量乳酸，所以发热患者最容易出现代谢性酸中毒。发热时脂肪分解明显增加，脂肪氧化不全，产生大量酮体，加重代谢性酸中毒，可出现酮血症甚至酮尿。发热时，体内蛋白质的分解加强，可引起血浆蛋白含量减少、氮质血症及尿素排出增多等。此时如果不能及时补充足够的蛋白质，将产生负氮平衡，可出现机体抵抗力下降和组织修复能力减弱等表现。

2. **功能变化**　发热使中枢神经系统兴奋性增高，尤其高热时可出现烦躁、谵妄和幻觉。有些患者高热时发生中枢神经系统处于抑制状态的表现，出现表情淡漠、嗜睡等。婴幼儿高热容易引起抽搐，可能与其中枢神经系统尚未发育成熟有关。发热时心率加快，体温每升高1℃，心率约增加18次/min，儿童增加更快。发热时血液温度的升高可兴奋呼吸中枢并提高呼吸中枢对CO_2的敏感性，促使呼吸加快加深，从而有更多的热量从呼吸道散发，并促进O_2的供应。但持续高热可使呼吸中枢抑制，致使呼吸变浅变慢，甚至引起呼吸节律的紊乱。发热时交感神经兴奋性增强以及水分蒸发较多，消化液分泌减少，消化酶活性减低，胃肠蠕动减慢，因而产生食欲缺乏、口干舌燥、消化不良、腹胀及便秘等。在体温上升期，由于肾血管收缩，尿量减少、尿比重增高。在高热持续期，可因肾小管上皮细胞损伤出现轻度蛋白尿和管型尿。在体温下降期,由于肾血管扩张,尿量增加、尿比重逐渐降至正常。

【相关知识衔接】

(一)体温

医学上所说的体温指人体深部的平均温度。临床上常用腋窝温度、口腔温度、直肠温度来代表体温。腋窝温度正常值为 36~37℃;口腔温度比腋窝温度高 0.4℃;直肠温度比口腔温度高 0.3℃。在生理情况下,体温可随昼夜、性别、年龄等因素有所变化,但波动幅度不超过 1℃。

(二)机体的产热与散热

恒温动物之所以能够维持体温的相对恒定,是由于在体温调节机制控制下,产热和散热活动取得动态平衡的结果。

肝是体内代谢最旺盛的器官,产热量最大;其次,脑的产热量也较大。运动或劳动时,骨骼肌是主要的产热器官。皮肤是人体的主要散热部位。

(三)体温调节

体温调节有自主性体温调节和行为性体温调节。

体温调节中枢指具有调节体温功能的中枢结构。体温调节的基本中枢在下丘脑。视前区下丘脑前部(preoptic anterior hypothalamus)的温度敏感神经元,既能感受所在局部的组织温度变化,又能对来自皮肤、内脏以及中枢(脊髓、脑干网状结构、下丘脑)等部位的温度感受器传入的温度信息进行整合处理,再根据整合结果,调节机体产热、散热过程,维持体温的相对恒定。

正常人的体温维持在 37℃ 左右,目前用调定点学说来解释。该学说认为视前区下丘脑前部的温度敏感神经元,在体温调节中起类似于恒温调节器的调定点的作用。正常时,这个调定点为 37℃。当体温超过 37℃ 时,热敏神经元兴奋,冲动发放频率增加,通过增加散热过程,减少产热过程,使体温降至正常:当体温低于 37℃ 时,冷敏神经元放电增加,引起产热大于散热,使降低的体温回升到 37℃。这样通过调节产热和散热过程使其不断达到新的平衡,使体温维持在 37℃。

【强化训练】

(一)名词解释

1. 发热

2. 过热

3. 内生致热原

4. 感染性发热

（二）填空题

1. 体温升高可分为_____和_____。

2. 发热和过热的区别在于是否有_____的上移。

3. 各种病原微生物侵入机体后,在引起相应病变的同时而伴随的发热,称为_____。

4. 发热激活物包括_____和_____两大类。

5. 发热的临床经过可分为_____、_____和_____三期。

6. 发热时心率加快,一般体温每升高 1℃,心率增加_____。

7. 发热时,物质分解代谢增强,一般体温每升高 1℃,基础代谢率提高_____。

（三）选择题

A1 型题

1. 发热最常见的病因是

    A. 变态反应   B. 病原微生物

    C. 恶性肿瘤   D. 大手术后

    E. 类固醇代谢产物

2. 下列体温升高,不属于发热的是

    A. 细菌感染引起的发热

    B. 病毒感染引起的发热

    C. 抗原抗体复合物引起的体温升高

    D. 严重创伤组织坏死产物引起的体温升高

    E. 运动、妊娠及月经期引起的体温升高

3. 大多输液反应出现发热是因为

    A. 变态反应   B. 外毒素污染

    C. 内毒素污染   D. 真菌污染

    E. 药物的毒性作用

4. 临床上引起发热的最常见病因是

    A. 淋巴因子   B. 细菌感染

    C. 恶性肿瘤   D. 创伤

    E. 变态反应

5. 能直接作用体温调节中枢,使其调定点上移而引起发热的物质是

   A. 细菌产物   B. 外致热原

   C. 病毒   D. 内生致热原

   E. 炎性激活物

6. 内生致热原多指

   A. 革兰氏阳性菌产生的毒素

   B. 类固醇

   C. 体内致热原细胞产生并释放的致热物质

   D. 蛋白分解产物

   E. 炎性渗出物

7. 感染性发热与非感染性发热的共同致热物质是

   A. 组织坏死产物   B. 病原微生物

   C. 内生致热原   D. 细菌分解产物

   E. 炎症灶激活物

8. 发热机制的中心环节是

   A. 产热增加   B. 散热降低

   C. 细菌内毒素入血   D. 体温调节中枢的调定点上移

   E. 细菌外毒素入血

9. 体温上升期的热代谢的特点是

   A. 产热大于散热   B. 散热大于产热

   C. 产热障碍   D. 散热障碍

   E. 产热、散热都增加

10. 下列不属于体温上升期的主要临床表现的是

   A. 皮肤血管收缩   B. 畏寒感

   C. 皮肤苍白   D. 汗腺分泌增加

   E. 寒战

11. 患者进入体温下降期会出现的主要临床表现是

   A. 皮肤发红   B. 呼吸加快

   C. 出汗   D. 烦躁不安

   E. 寒战

12. 寒战是由于

   A. 全身皮肤的竖毛肌周期性收缩   B. 全身骨骼肌强烈不随意收缩

C. 全身皮肤的竖毛肌不随意收缩   D. 全身骨骼肌痉挛抽搐

    E. 全身骨骼肌反射性收缩

13. 一般体温每升高1℃,基础代谢率可升高

    A. 5%   B. 10%

    C. 13%   D. 16%

    E. 20%

14. 持续性高热时,实质脏器会发生

    A. 萎缩   B. 变性

    C. 液化性坏死   D. 凝固性坏死

    E. 坏疽

15. 幼儿高热时易出现惊厥,可能是由于

    A. 体弱   B. 小儿对致热原较敏感

    C. 脱水热   D. 神经系统发育尚不成熟

    E. 肌肉收缩

16. 高热骤退导致虚脱的主要机制是

    A. 发热使心肌受损   B. 血压突然上升

    C. 中枢兴奋性降低   D. 有效循环血量不足

    E. 代谢性酸中毒

17. 持续性高热物质代谢分解最容易引起

    A. 呼吸性酸中毒   B. 呼吸性碱中毒

    C. 代谢性酸中毒   D. 代谢性碱中毒

    E. 混合性酸碱平衡紊乱

18. 高热时,一般给患者易消化的食物。其原因是

    A. 口渴   B. 便秘

    C. 脱水   D. 消化吸收功能减弱

    E. 营养大量消耗

19. 发热时心率加快,体温每升高1℃,心率约增加

    A. 5次/min   B. 10次/min

    C. 18次/min   D. 20次/min

    E. 25次/min

20. 对发热患者的处理原则,不合适的是

    A. 对一般的发热不要急于解热   B. 婴幼儿高热要及时退热

C. 恶性肿瘤患者要及时降温　　　　D. 降温一定服用药物退热

E. 有严重心肺疾患的患者要及时退热

A2 型题

21. 患者，女，23 岁，体温常在 39℃以上，每日波动不超过 1℃，已持续 1 周。这属于

A. 稽留热　　　　　　　　　　　B. 弛张热

C. 间歇热　　　　　　　　　　　D. 不规则热

E. 周期热

22. 患者，男，30 岁，近 10d 以来每日或隔日体温骤升高在 40℃以上后，持续较短时间又迅速降至正常。这属于

A. 稽留热　　　　　　　　　　　B. 弛张热

C. 间歇热　　　　　　　　　　　D. 不规则热

E. 周期热

A3/A4 型题

23. 患者，女，26 岁，发热，咳嗽，咳铁锈色痰、胸痛伴呼吸困难 2d。查体：体温 39.7℃，呼吸 28 次 /min，心率 105 次 /min，右下肺叩诊实音，听诊呼吸音弱，X 线胸片示右肺下叶呈大片密度均匀致密的阴影。临床诊断为大叶性肺炎。

（1）该患者的发热属于

A. 低热　　　　　　　　　　　　B. 中热

C. 高热　　　　　　　　　　　　D. 过高热

E. 超高热

（2）应给予该患者合适的食物成分是

A. 大量蛋白质和脂肪　　　　　　B. 大量蛋白质和维生素

C. 较多的蛋白质和水　　　　　　D. 较多的水、维生素

E. 较多的蛋白质、脂肪、糖、水、维生素

（3）此时，对该患者最佳的处理措施是

A. 注射退热药物　　　　　　　　B. 抗感染

C. 用棉被捂出汗　　　　　　　　D. 酒精擦浴

E. 戴冰帽

（四）简答题

1. 简述发热的分期及各期的特点。

2. 简述发热时机体代谢和功能变化。

（赵　鸿）

第七章 │ 休 克

1. 掌握休克的概念、休克的发生机制及发展过程。
2. 熟悉休克时机体的代谢和功能变化。
3. 了解休克的原因、分类及防治原则。

【学习纲要】

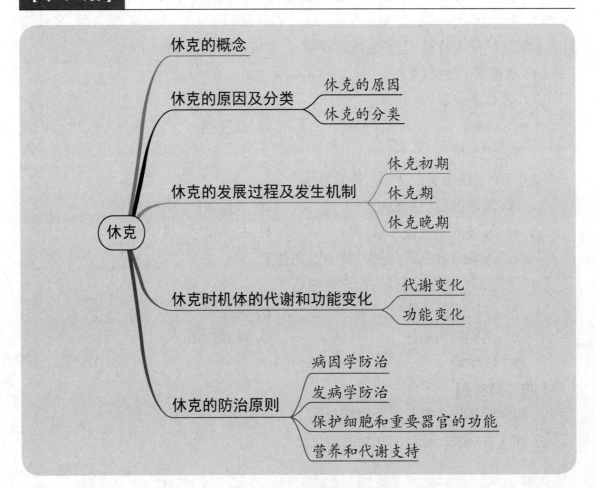

（一）本章的教学重点

1. 休克的概念　休克是机体在各种强烈致病因素作用下，有效循环血量急剧减少，组织微循环血液灌流量严重不足，导致重要器官代谢和功能严重障碍的全身性危重病理过程。

2. 休克的发展过程及发生机制　以失血性休克为例，休克的发展过程分为三期，即微循环缺血期，微循环淤血期及微循环衰竭期。

休克各期特点及发生机制
- 微循环缺血期（休克初期）
  - 发生机制：交感 - 肾上腺髓质系统兴奋，儿茶酚胺大量释放入血
  - 循环灌流特点：少灌少流，灌少于流，微循环呈缺血缺氧状态
  - 临床表现：脸色苍白、四肢湿冷、尿量减少、出冷汗、脉搏细速、烦躁不安，血压正常（大出血血压骤降除外）及脉压减小
- 微循环淤血期（休克期）
  - 发生机制：组织长期缺血缺氧，酸性代谢产物生成增多，局部组织酸中毒
  - 循环灌流特点：灌而少流，灌大于流，微循环呈淤血缺氧状态
  - 临床表现：血压明显下降，脉压缩小，脉搏细速，神志淡漠甚至昏迷、少尿或无尿，皮肤出现发绀或花斑
- 微循环衰竭期（休克晚期）
  - 发生机制：弥散性血管内凝血
  - 循环灌流特点：不灌不流，微循环呈衰竭状态
  - 临床表现：微循环内血栓形成，导致全身组织器官的低灌流，内环境严重破坏，将加重细胞和组织器官功能损伤，甚至导致多器官功能障碍而引起死亡

（二）本章的教学难点

1. 休克的分类　按原因分为失血性休克、失液性休克、烧伤性休克、创伤性休克、感染性休克、过敏性休克、心源性休克及神经源性休克等。各种引起休克的

原因作用于机体后,主要通过血容量减少,血管床容量增加及心泵功能障碍这三个始动环节导致休克。按此可将休克分为三类:低血容量性休克,指由于血容量减少引起的休克,常见于失血、失液、创伤及烧伤等;血管源性休克,指由于外周血管扩张,血管床容量增加,大量血液淤滞在扩张的小血管内,使有效循环血量减少而引起的休克,常见于某些感染性休克、过敏性休克及神经源性休克;心源性休克,指由于心泵功能障碍,心输出量急剧减少,有效循环血量显著下降所引起的休克,常见于大面积心肌梗死、心肌病、严重心律失常、心脏瓣膜病、急性心脏压塞及肺动脉高压等。

2. 休克的发生机制及各期微循环变化 休克早期微循环的变化虽然造成许多器官缺血缺氧,但具有重要的代偿意义。

代偿表现:

(1)维持动脉血压正常:主要通过三方面的机制。

1)回心血量增加:休克早期,通过"自身输血"和"自身输液"作用,使回心血量增加。

2)心输出量增加:交感－肾上腺髓质系统兴奋和儿茶酚胺增多,使心率增快,心肌收缩力增强,心输出量增加。

3)外周阻力升高:在回心血量和心输出量增加的基础上,全身小动脉收缩,使外周阻力增高。

(2)保证心脑血液供应:不同器官血管对儿茶酚胺等缩血管物质的反应性不同,皮肤、骨骼肌和内脏血管的 α 受体密度高,对儿茶酚胺敏感,收缩明显。而冠状动脉以 β 受体为主,对儿茶酚胺不敏感,收缩不明显;脑动脉在血压不低于 60mmHg 时,可通过自身调节维持脑血量的正常,这种血液分布状态的改变,保证了心脑的血液供应。

【相关知识衔接】

(一)微循环的组成

微循环指微动脉和微静脉之间的血液循环。其主要功能是实现血液和组织之间的物质交换。典型的微循环由微动脉、后微动脉、毛细血管前括约肌、真毛细血管、通血毛细血管(直捷通路)、动静脉短路和微静脉等组成。组成三条通路:直捷通路、动静脉短路、迂回通路(营养通路)。

（二）动脉血压及影响因素

血压指血管内流动的血液对单位面积血管壁的侧压力。

动脉血压及正常值（以肱动脉血压为准）正常值：BP= 收缩压 / 舒张压 =（ 90 ～ 140)/(60 ～ 90)mmHg。

影响动脉血压的因素：心输出量、心率、外周阻力、大动脉管壁弹性、有效循环血量。

【强化训练】

（一）名词解释

1. 休克

2. 微循环

3. 血管源性休克

4. 心源性休克

5. 休克肺

6. 休克肾

（二）填空题

1. 休克按原因分为_____、_____、_____、_____、_____、_____和_____等。

2. 休克按三个始动环节,分为_____、_____和_____三类。

3. 休克按照微循环的变化,分为_____、_____和_____三期。

4. 休克初期,由于_____兴奋和_____释放增加,使血液灌流量减少,外周微血管收缩。其中以_____和_____血管收缩最为明显。

5. 休克的病理生理学基础是_____。

6. 休克的发生发展过程可以分为三期,即_____、_____和_____。

7. 休克期,微循环前阻力血管_____,而微静脉仍然处于_____状态,结果使微循环_____。

8. 休克的本质是生命重要器官_____急剧减少引起的代谢和功能_____的综合征。

（三）选择题

A1 型题

1. 临床上常用的休克分类是根据

    A. 血流动力学特点　　　　　　　　　B. 微循环改变特点

    C. 休克的病因   D. 休克的发病特点

    E. 缺血缺氧的类型

2. 感染性休克最常见的病因是

    A. 革兰氏阳性菌   B. 革兰氏阴性菌

    C. 真菌   D. 病毒

    E. 螺旋体

3. 在正常微循环中经常开放，但不进行物质交换的通路是

    A. 直捷通路   B. 动静脉通路

    C. 营养通路   D. 动静脉短路

    E. 迂回通路

4. 休克早期组织微循环灌流的特点是

    A. 多灌少流，灌多于流   B. 少灌少流，灌少于流

    C. 少灌多流，灌少于流   D. 少灌少流，灌多于流

    E. 多灌多流，灌多于流

5. 休克早期引起微循环血管收缩最主要的体液因子是

    A. 血管紧张素Ⅱ增加   B. 血管升压素增加

    C. 儿茶酚胺增加   D. 心肌抑制因子增加

    E. 血栓素 A_2 增加

6. 休克早期"自身输液"作用的主要机制是

    A. 动静脉短路开放，回心血量增加

    B. 容量血管收缩，回心血量增加

    C. 血管紧张素增加，动脉收缩

    D. 醛固酮增多，钠水重吸收增加

    E. 毛细血管内压降低，组织液回流增多

7. 低血容量性休克早期最易受损的器官是

    A. 心   B. 脑

    C. 肾   D. 肝

    E. 肺

8. 休克晚期发生微循环衰竭最主要的原因是

    A. 脑功能障碍   B. 酸碱平衡紊乱

    C. 肾衰竭   D. 弥散性血管内凝血

    E. 心功能不全

9. 休克早期发生的急性肾衰竭属于

    A. 肾前性肾衰竭   B. 肾性肾衰竭

    C. 肾后性肾衰竭   D. 器质性肾衰竭

    E. 肾小管坏死

10. 休克时最易发生的酸碱平衡紊乱类型是

    A. 呼吸性酸中毒   B. 呼吸性碱中毒

    C. 代谢性酸中毒   D. 代谢性碱中毒

    E. 混合性酸碱平衡紊乱

11. 休克发生发展的关键在于

    A. 血容量减少   B. 血管内容量增加

    C. 微循环障碍   D. 血压下降

    E. 心 – 脑缺血缺氧

12. 下列不属于低血容量性休克的病因是

    A. 失血   B. 烧伤

    C. 外伤   D. 感染

    E. 失液

13. 休克早期交感 – 肾上腺髓质系统

    A. 兴奋   B. 先兴奋后抑制

    C. 强烈抑制   D. 先抑制后兴奋

    E. 变化不明显

14. 关于休克初期微循环变化，下列错误的是

    A. 微动脉、后微动脉收缩   B. 毛细血管前括约肌收缩

    C. 微静脉收缩   D. 动静脉短路收缩

    E. 真毛细血管关闭

15. 下列不是休克发生的原因是

    A. 低渗性脱水   B. 青霉素过敏

    C. 急性心肌梗死   D. 小面积 I 度烧伤

    E. 外伤出血

16. 关于休克的临床表现，下列错误的是

    A. 烦躁不安或表情淡漠   B. 呼吸急促脉搏细数

    C. 口干、恶心、呕吐   D. 面色苍白、尿少或无尿

    E. 血压进行性下降

17. 对酸性物质耐受性较强的血管是

    A. 微动脉   B. 微静脉

    C. 动静脉短路   D. 毛细血管前括约肌

    E. 后微动脉

18. 引起休克微循环淤血的主要原因是

    A. 儿茶酚胺减少   B. 酸性产物堆积

    C. 微静脉扩张   D. 交感神经兴奋

    E. 毛细血管前括约肌收缩

19. 休克晚期微循环的灌流特点是

    A. 多灌少流、灌多于流   B. 少灌少流、灌少于流

    C. 少灌多流、灌少于流   D. 少灌少流、灌多于流

    E. 不灌不流

20. 高位脊髓麻醉可引起

    A. 感染性休克   B. 过敏性休克

    C. 低血容量性休克   D. 心源性休克

    E. 神经源性休克

21. 大面积心肌梗死可发生

    A. 感染性休克   B. 过敏性休克

    C. 低血容量性休克   D. 心源性休克

    E. 创伤性休克

A2 型题

22. 患者,男,36 岁,因外伤伤口化脓需抗感染治疗。用药前做青霉素皮试,结果显示可以使用,但该患者在使用青霉素过程中出现了过敏现象。如果出现青霉素过敏性休克,其发生的始动环节最可能是

    A. 血容量减少   B. 心输出量急剧减少

    C. 血管容量增加   D. 血管容量减少

    E. 心肌收缩力降低

A3/A4 型题

23. 患者,女,52 岁,因呕血、排柏油样便 3d 而入院。患者 6 年前有消化性溃疡合并上消化道出血病史,给予止血药物处理。入院止血处理 2d 后患者烦躁不安、面色苍白、手足湿冷。体检:体温 37.6℃,心率 110 次 /min,血压 99/75mmHg,尿量 22ml/h。该患者处于的休克状态的类型是

A. 感染性休克　　　　　　　　　B. 过敏性休克

　　C. 失液性休克　　　　　　　　　D. 失血性休克

　　E. 创伤性休克

24. 该患者处于休克的阶段是

　　A. 休克代偿期　　　　　　　　　B. 休克失代偿期

　　C. 休克晚期　　　　　　　　　　D. 休克期

　　E. 休克难治期

25. 此时,该患者微循环的变化特点是

　　A. 多灌少流,灌多于流　　　　　B. 少灌多流,灌少于流

　　C. 灌而少流,灌多于流　　　　　D. 少灌少流,灌少于流

　　E. 多灌多流,灌多于流

(四) 简答题

1. 简述休克时微循环各期变化特点。

2. 简述休克时机体的代谢和功能变化。

(赵　鸿)

第八章 | 缺 氧

【学习要点】

1. 掌握缺氧及各种类型缺氧的概念。

2. 熟悉常用的血氧指标；各型缺氧的原因、血氧变化特点；缺氧时机体功能和代谢的变化。

【学习纲要】

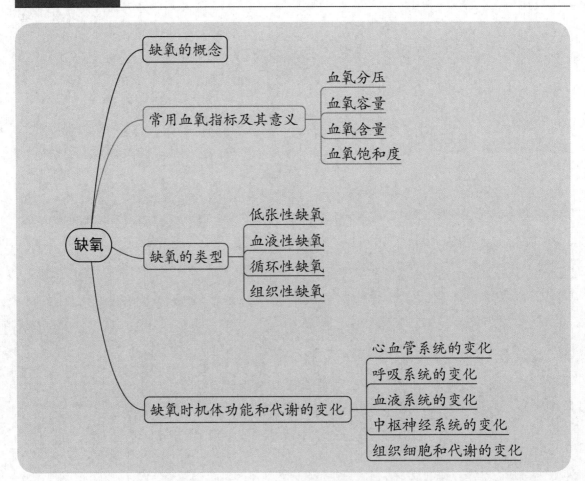

缺氧指因组织氧的供应不足或利用障碍，从而引起组织细胞代谢、功能和形态结构发生异常变化的病理过程。

常用的血氧指标有血氧分压、血氧容量、血氧含量、血氧饱和度。

缺氧可分为四种类型：低张性缺氧、血液性缺氧、循环性缺氧和组织性缺氧。

低张性缺氧是由各种原因导致动脉血氧分压降低，引起动脉血氧含量降低，导致组织供氧不足而引起的缺氧。主要的原因有吸入气体血氧分压过低、外呼吸功能障碍以及静脉血分流入动脉。血氧指标的变化有动脉血氧分压、血氧含量、血氧饱和度降低，动脉－静脉血氧含量差减少，但血氧容量正常。

血液性缺氧是由于血红蛋白数量减少或性质改变，导致血氧含量降低，血液携氧的能力减弱或血红蛋白结合的氧不易释放而引起的缺氧。主要的原因有贫血、一氧化碳中毒、高铁血红蛋白血症以及血红蛋白与氧的亲和力异常增强。血氧指标的变化有动脉血氧含量、血氧容量均降低，而动脉血氧分压和动脉血氧饱和度正常，动脉－静脉血氧含量差减少。

循环性缺氧是由于血液循环障碍，单位时间内流经组织的血量减少而引起的缺氧，可分为缺血性缺氧和淤血性缺氧。血氧指标的变化有动脉血氧分压、血氧含量、血氧容量、血氧饱和度均正常，静脉血氧含量降低，动脉－静脉血氧含量差增大。

组织性缺氧是由于生物氧化障碍，组织细胞利用氧的能力降低而引起的缺氧。主要的原因有组织中毒、维生素缺乏以及线粒体受损。血氧指标的变化有动脉血氧分压、血氧含量、血氧容量和血氧饱和度均可正常，动脉－静脉血氧含量差减少。

低张性缺氧时，动静脉血中脱氧血红蛋白浓度增高。当毛细血管中脱氧血红蛋白平均浓度超过 $50g/L$ 时，皮肤、黏膜呈现青紫色，称为发绀。

一氧化碳中毒，皮肤、黏膜呈樱桃红色；高铁血红蛋白血症，皮肤、黏膜呈咖啡色或青石板色；组织性缺氧，皮肤、黏膜呈鲜红色或玫瑰红色；贫血或单纯由血红蛋白和氧的亲和力增高所引起的缺氧，无发绀表现。

缺氧时机体功能和代谢的变化取决于缺氧发生的程度、速度、持续时间以及机体的反应能力，轻者发生代偿反应，重者造成代谢异常和功能障碍，甚至死亡。治疗缺氧应立足于去除病因。吸氧是治疗缺氧的基本方法。各型缺氧的血氧变化见表 8-1。

表 8-1　各型缺氧的血氧变化

类型	动脉血氧分压	动脉血氧容量	动脉血氧含量	动脉血氧饱和度	动脉－静脉血氧含量差	皮肤颜色
低张性缺氧	降低	正常	降低	降低	减小	发绀
血液性缺氧	正常	降低	降低	正常	减小	苍白、樱桃红色、咖啡色或青石板色
循环性缺氧	正常	正常	正常	正常	增大	发绀
组织性缺氧	正常	正常	正常	正常	减小	鲜红色、玫瑰红色

【相关知识衔接】

（一）气体（氧气）交换的解剖生理

气体交换指吸入的氧气和呼出的二氧化碳在体内进行交换的过程。呼吸的生理过程是从外界空气吸进氧气,同时排出体内二氧化碳。氧和二氧化碳在肺泡和肺毛细血管之间进行的气体交换,称为外呼吸。氧气进入血液后,到达身体各组织内进行气体交换,氧气被释出供细胞利用,细胞的代谢产物二氧化碳被血液带走,在组织内的气体交换,称为内呼吸或组织呼吸。内、外呼吸配合完成整个呼吸过程。

人主要靠呼吸获得氧气,人所需要的氧气,通过肺泡进入血液循环。肺泡壁毛细血管中的血液吸收氧气后,随循环系统回到心脏,再由心脏经动脉血管运送到身体各处器官、组织和细胞。

（二）氧气在血液的运输

人体的氧气输送以血液中的氧合血红蛋白形式运输。氧气与血红蛋白很容易结合,结合是可逆的。当血液流经氧分压高的肺部时,血红蛋白与氧气结合,形成氧合血红蛋白;当血液流经氧分压低的组织时,氧合血红蛋白迅速解离,释放氧气,成为脱氧血红蛋白。

【强化训练】

（一）名词解释

1. 缺氧

2. 低张性缺氧

3. 血液性缺氧

4. 发绀

5. 循环性缺氧

6. 组织性缺氧

（二）填空题

1. 高原或通风不良多发生的缺氧为_____缺氧，其动脉血氧分压_____。

2. 常用的血氧指标有_____、_____、_____、_____。

3. 外呼吸功能障碍，如肺_____功能障碍和肺_____功能障碍，所致的缺氧为_____。

4. 一氧化氮中毒导致_____缺氧，降低的血氧指标为_____。

5. 缺氧的类型为_____、_____、_____和_____四种类型。

（三）选择题

A1 型题

1. 缺氧指

    A. 血氧饱和度降低　　　　　　　　　B. 血氧含量过低

    C. 吸入气体氧分压降低　　　　　　　D. 组织供氧不足或不能充分利用氧

    E. 血氧容量降低

2. 动脉血氧分压指

    A. 100ml 血液中实际含有 O_2 的毫升数

    B. 溶解在动脉血液中氧分子所产生的张力

    C. 血红蛋白和氧结合力的大小

    D. 血红蛋白氧饱和度为 50% 时的氧分压

    E. 血液中血红蛋白的氧饱和度

3. 血氧饱和度一般指

    A. 血液中溶解的 O_2 量和总 O_2 量的比值

    B. Hb 结合的 O_2 量和所能结合的最大 O_2 量的比值

    C. HbO_2 和未结合 O_2 的 Hb 的比值

    D. HbO_2 和 Hb 总量的比值

    E. 未结合 O_2 的 Hb 量和 Hb 总量的比值

4. 决定血氧饱和度最主要的因素是

    A. 血液 pH　　　　　　　　　　　　B. 血液 CO_2 分压

C. 血氧分压　　　　　　　　　　　D. 血液温度

E. 红细胞内 2，3- 二磷酸甘油酸的含量

5. 有关血氧指标的叙述，下列描述不准确的是

A. 血氧容量决定于血液中 Hb 的浓度及 Hb 和 O_2 的结合力

B. 血氧饱和度的高低与血液中血红蛋白的量无关

C. 动脉血氧分压仅取决于吸入气中氧分压的高低

D. 血氧含量指 100ml 血液中实际含有 O_2 的毫升数

E. 正常动脉 - 静脉血氧含量差约为 50ml/L

6. 关于低张性缺氧的描述，下列错误的是

A. 静脉血分流入动脉是病因之一　　B. 动脉 - 静脉血氧含量差大于正常

C. 动脉血氧分压和血氧含量降低　　D. 血氧饱和度降低

E. 动脉血氧容量一般正常

7. 健康者进入高原地区或通风不良的矿井可发生缺氧的主要原因是

A. 吸入气的氧分压低　　　　　　　B. 肺部气体交换差

C. 肺循环血量少　　　　　　　　　D. 血液携氧能力差

E. 组织血量少

8. 慢性阻塞性肺疾病患者发生缺氧的始动因素是

A. 吸入气的氧分压过低　　　　　　B. 动脉血氧饱和度降低

C. 肺泡气的氧分压降低　　　　　　D. 动脉血氧分压降低

E. 动脉血氧容量降低

9. 血液性缺氧时

A. 血氧容量正常、血氧含量降低　　B. 血氧容量降低、血氧含量正常

C. 血氧容量、血氧含量一般均正常　D. 血氧容量、血氧含量一般均降低

E. 血氧容量增加、血氧含量降低

10. 严重贫血可引起

A. 循环性缺氧　　　　　　　　　　B. 乏氧性缺氧

C. 血液性缺氧　　　　　　　　　　D. 组织性缺氧

E. 低动力性缺氧

11. 一氧化碳中毒造成缺氧的主要原因是

A. 氧与血红蛋白结合速率变慢　　　B. 氧合血红蛋白解离速度变慢

C. 碳氧血红蛋白无携氧能力　　　　D. 红细胞内 2，3- 二磷酸甘油酸减少

E. 氧离曲线左移

12. 皮肤、黏膜呈樱桃红色见于
    A. 一氧化碳中毒   B. 高铁血红蛋白血症
    C. 组织性缺氧   D. 低张性缺氧
    E. 循环性缺氧

13. 引起肠源性发绀的原因是
    A. 一氧化碳中毒   B. 氰化物中毒
    C. 肠道淤血水肿   D. 亚硝酸盐中毒
    E. 肠系膜血管痉挛

14. 皮肤、黏膜呈咖啡色或青石板色见于
    A. 一氧化碳中毒   B. 高铁血红蛋白血症
    C. 组织性缺氧   D. 低张性缺氧
    E. 循环性缺氧

15. 动脉 – 静脉血氧含量差大于正常见于
    A. 低输出量性心力衰竭   B. 氰化物中毒
    C. 慢性阻塞性肺气肿   D. 亚硝酸盐中毒
    E. 一氧化碳中毒

16. 循环性缺氧时血氧指标最具特征性的是
    A. 动脉血氧分压正常   B. 动脉血氧含量正常
    C. 动脉血氧饱和度正常   D. 血氧容量正常
    E. 动脉 – 静脉血氧含量差加大

17. 下列最能反映组织性缺氧的指标是
    A. 血氧容量降低   B. 动脉血氧分压降低
    C. 动脉血氧含量降低   D. 静脉血氧含量增加
    E. 动脉 – 静脉血氧含量差增加

18. 皮肤、黏膜呈鲜红色或玫瑰红色见于
    A. 一氧化碳中毒   B. 高铁血红蛋白血症
    C. 组织性缺氧   D. 低张性缺氧
    E. 循环性缺氧

19. 对缺氧最敏感的组织是
    A. 心   B. 脑
    C. 肾   D. 肝
    E. 肺

20. 关于氧疗的说法，错误的是

    A. 一氧化碳中毒可用吸纯氧治疗

    B. 对低张性缺氧效果最好

    C. 局部组织缺氧一般不需全身吸氧治疗

    D. 高浓度氧和高压氧有引起氧中毒的危险

    E. 血液性、组织性缺氧因动脉血氧分压正常，不需要氧疗

（四）简答题

1. 简述常用的血氧指标及意义。

2. 简述缺氧的类型。

（樊　欣）

第九章 | 肿 瘤

【学习要点】

1. 掌握肿瘤的异型性、癌、肉瘤、癌前病变、原位癌及上皮内瘤变的概念；肿瘤的特征；良、恶性肿瘤的区别。

2. 熟悉肿瘤性增生与非肿瘤性增生的区别；肿瘤对机体的影响；癌与肉瘤的区别；肿瘤的命名与分类；肿瘤的分级与分期；常见的癌前病变。

3. 了解常见肿瘤；肿瘤的病因及发生机制；肿瘤的防治原则；肿瘤患者的护理原则。

【学习纲要】

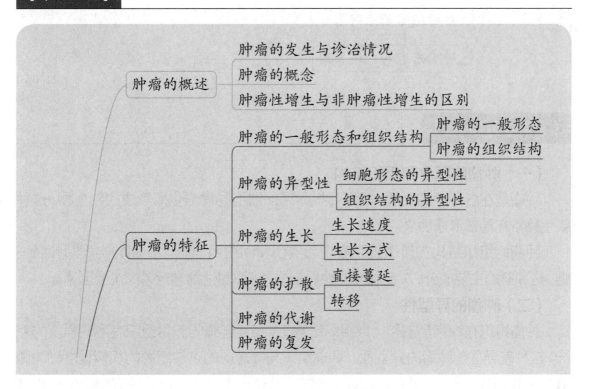

（续）

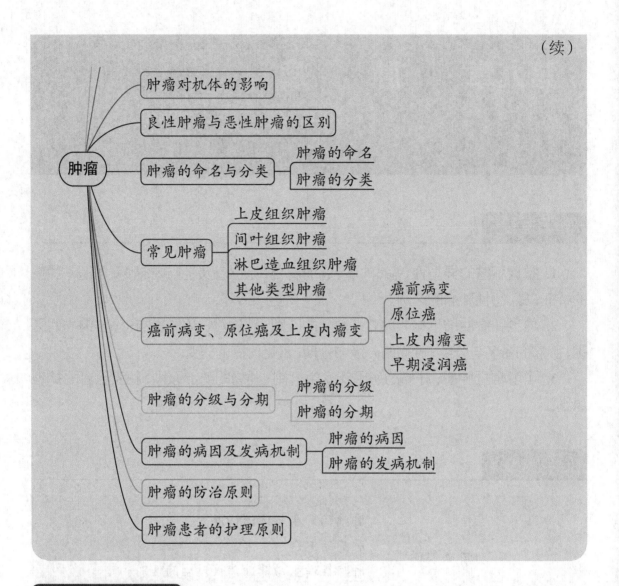

【重点与难点解析】

（一）肿瘤的概念和组织结构

肿瘤是在各种致瘤因子作用下，机体局部细胞异常增生所形成的新生物，这种新生物常在局部形成肿块。

肿瘤的组织结构在显微镜下表现为实质和间质两部分。肿瘤的实质即肿瘤细胞，是肿瘤的主要成分，决定肿瘤的性质，是影响肿瘤生物学行为的主要因素。

（二）肿瘤的异型性

肿瘤组织在细胞形态和／或组织结构上，与其起源的正常组织有不同程度的差异，这种差异称为肿瘤的异型性。肿瘤组织与其起源的正常组织的相似程度称为肿瘤的分化程度。肿瘤的异型性反映肿瘤组织的分化程度。良性肿瘤细胞分化程度高,异型性小,与起源的正常细胞相似。恶性肿瘤细胞分化程度低,异型性大。异型性越大,其恶性程度越高。异型性是区别良、恶性肿瘤的主要组织学依据。肿瘤的异型性包括组织结构的异型性和细胞形态的异型性两个方面。

(三)肿瘤的生长与扩散

1. 生长　肿瘤的生长方式:

(1)膨胀性生长:为多数良性肿瘤的生长方式。

(2)浸润性生长:为多数恶性肿瘤的生长方式。

(3)外生性生长:指体表肿瘤和体腔(如胸腔、腹腔)内面的肿瘤或管道器官(如消化道)腔面的肿瘤。良性肿瘤和恶性肿瘤都可呈外生性生长。

2. 扩散　恶性肿瘤最重要的生物学特征为扩散。

肿瘤的扩散方式包括直接蔓延和转移。转移指恶性肿瘤细胞从原发部位侵入血管、淋巴管或体腔,迁移到其他部位继续生长,形成同类型的肿瘤的过程。

恶性肿瘤的转移途径:

(1)淋巴转移:是癌主要的转移途径。

(2)血行转移:是大多数肉瘤常见的转移途径,常转移至肺和肝。

(3)种植性转移:是发生于体腔内器官的恶性肿瘤,侵及器官表面时,瘤细胞可以脱落,像播种一样种植在体腔其他器官的表面,形成多个转移性肿瘤。

(四)肿瘤对机体的影响

良性肿瘤对机体影响较小,主要为局部压迫和阻塞作用。恶性肿瘤对机体影响严重。除局部压迫和阻塞作用外,恶性肿瘤还可浸润破坏邻近或远隔部位组织器官的结构和功能,引起出血、坏死、溃疡形成,合并感染引起发热,侵犯神经引发顽固性疼痛,晚期可形成恶病质等。

(五)良性肿瘤与恶性肿瘤的区别

区别良性肿瘤与恶性肿瘤,对正确诊断和治疗肿瘤具有非常重要的临床意义。良、恶性肿瘤主要从分化程度、核分裂象、生长速度、生长方式、继发改变、转移、复发和对机体的影响进行区别(表9-1)。

表9-1　良性肿瘤与恶性肿瘤的区别

区别	良性肿瘤	恶性肿瘤
分化程度	分化程度高,异型性小	分化程度低,异型性大
核分裂象	无或少,不见病理性核分裂	多,可见病理性核分裂
生长速度	缓慢	较快

区别	良性肿瘤	恶性肿瘤
生长方式	膨胀性和外生性生长,前者常有包膜,边界清楚,可推动	浸润性和外生性生长,前者无包膜,边界不清,不易推动
继发改变	很少	常有
转移	不转移	可转移
复发	不复发或很少复发	易复发
对机体的影响	较小,主要为局部压迫、阻塞	较大,破坏原发部位和转移部位组织器官,还可引起坏死、出血、感染、发热、疼痛、恶病质和副肿瘤综合征等

(六)癌与肉瘤的区别

"癌症"泛指所有的恶性肿瘤,主要包括癌和肉瘤。上皮组织的恶性肿瘤统称为癌;间叶组织的恶性肿瘤统称为肉瘤,癌与肉瘤的区别见表9-2。

表9-2　癌与肉瘤的区别

区别	癌	肉瘤
起源组织	上皮组织	间叶组织
发生率	较常见,多见于40岁以上成人	较少见,多见于青少年
大体观察	质较硬、灰白色、较干燥	质软、灰红色、湿润、鱼肉状
镜下观察	癌细胞多形成癌巢,实质与间质分界清楚	肉瘤细胞多呈弥漫分布,实质与间质分界不清,间质内血管丰富
网状纤维	见于癌巢周围,癌细胞间多无网状纤维	肉瘤细胞间多有网状纤维
转移	主要经淋巴道	主要经血行

(七)癌前病变、原位癌及上皮内瘤变

1. 癌前病变　指具有癌变潜在可能的某些良性病变。临床上常见的癌前病变有黏膜白斑、纤维囊性乳腺病、大肠腺瘤、慢性萎缩性胃炎伴肠上皮化生、慢性溃疡性结肠炎、皮肤慢性溃疡等。

2. 原位癌　指癌细胞仅局限于黏膜上皮层内或皮肤的表皮层内,尚未突破基底膜向深部浸润。描述上皮组织从异型增生到原位癌这一连续的过程,使用上皮内瘤变的概念。上皮内瘤变指上皮组织过度增生,并伴有一定的异型性。轻度异型性增生称为上皮内瘤变Ⅰ级,中度异型性增生称为上皮内瘤变Ⅱ级,重度异型性增生和原

位癌称为上皮内瘤变Ⅲ级。

（八）肿瘤的分级与分期

1. 肿瘤的分级 病理学上用"级"或"分级"来描述恶性肿瘤的恶性程度。比较常用的是三级分级法：Ⅰ级为高分化，分化良好，恶性程度低；Ⅱ级为中分化，中度恶性；Ⅲ级为低分化，恶性程度高。

2. 肿瘤的分期 病理学上用"分期"来描述恶性肿瘤的生长范围和播散程度。目前国际上通用的是 TNM 分期。肿瘤体积越大，生长范围和播散程度越广，预后越差。

【相关知识衔接】

非肿瘤性增生见于正常细胞的生理性增生，病理状态下的代偿性、内分泌性增生，损伤的修复性增生和炎症性增生。非肿瘤性增生是机体受外界刺激因子作用下发生的符合需要的细胞增殖，通常符合机体的需要，并受机体控制，引起细胞增生的原因（病因）消除后增生停止，增生的组织细胞分化成熟，具有正常人体细胞结构和功能。

肿瘤的异常增生与非肿瘤性增生有本质的不同。

肿瘤是多基因病，肿瘤的形成是机体在各种致瘤因素的影响下，局部细胞生长调控在基因水平上发生严重紊乱，出现异常增生的结果。

【强化训练】

（一）名词解释

1. 肿瘤

2. 肿瘤的异型性

3. 癌

4. 肉瘤

5. 癌前病变

6. 原位癌

7. 上皮内瘤变

8. 转移

（二）填空题

1. 肿瘤的组织结构包括_____和_____，肿瘤实质指_____。

2. 肿瘤与其起源的正常组织有不同程度的差异称为_____。

3. 肿瘤的异型性越大,_____程度越低,_____程度越高。

4. 肿瘤常见的生长方式有_____、_____和_____。

5. 肿瘤常见的转移途径有_____、_____和 _____。

6. 良性肿瘤对机体的影响常表现为_____和_____。

7. 恶性肿瘤对机体的影响除压迫和阻塞外,还可_____,_____,_____,_____,_____等。

8. 起源于间叶组织的恶性肿瘤统称为_____。

9. 起源于上皮组织的恶性肿瘤统称为_____。

(三)选择题

A1 型题

1. 下列不符合恶性肿瘤特点的是

    A. 相对无止境地生长

    B. 生长旺盛

    C. 与机体不协调

    D. 增生过程必须有致瘤因子持续存在

    E. 不同程度失去分化成熟的能力

2. 肿瘤是局部组织的

    A. 萎缩　　　　　　　　　　B. 增生

    C. 肥大　　　　　　　　　　D. 异常增生

    E. 再生

3. 下列肿块的形态,恶性可能性大的是

    A. 乳头状　　　　　　　　　B. 息肉状

    C. 结节状　　　　　　　　　D. 蟹足状

    E. 囊状

4. 肿瘤的组织结构为

    A. 肿瘤细胞　　　　　　　　B. 结缔组织

    C. 血管　　　　　　　　　　D. 肿瘤实质和间质

    E. 神经

5. 肿瘤的特性取决于

    A. 肿瘤的实质　　　　　　　B. 肿瘤的间质

    C. 肿瘤的生长速度　　　　　D. 瘤细胞的代谢特点

E. 肿瘤的生长方式

6. 肿瘤的实质指

    A. 血管　　　　　　　　　　　　B. 神经组织

    C. 结缔组织　　　　　　　　　　D. 肿瘤细胞

    E. 淋巴细胞

7. 良性肿瘤的异型性表现为

    A. 肿瘤间质的异型性　　　　　　B. 肿瘤细胞的异型性

    C. 肿瘤组织结构的异型性　　　　D. 病理性核分裂象

    E. 细胞质的改变

8. 恶性肿瘤的异型性不包括

    A. 可出现瘤巨细胞　　　　　　　B. 细胞核体积增大，核质比例增高

    C. 病理性核分裂象　　　　　　　D. 细胞体积异常

    E. 瘤细胞与起源组织相似

9. 肿瘤的异型性大，表示该肿瘤细胞

    A. 分化程度高，恶性程度高　　　B. 分化程度高，恶性程度低

    C. 分化程度低，恶性程度高　　　D. 分化程度低，恶性程度低

    E. 分化程度不一致，恶性程度可高可低

10. 关于良性肿瘤与恶性肿瘤的判定，最有诊断意义的是

    A. 生长方式　　　　　　　　　　B. 生长速度

    C. 肿瘤的异型性　　　　　　　　D. 对机体影响

    E. 出血与坏死

11. 肿瘤细胞的分化程度愈高，那么

    A. 恶性程度愈低　　　　　　　　B. 恶性程度愈高

    C. 转移愈早　　　　　　　　　　D. 临床表现出现愈早

    E. 预后愈差

12. 恶性肿瘤最主要的特征是

    A. 浸润性生长　　　　　　　　　B. 细胞丰富

    C. 细胞大小不一　　　　　　　　D. 病理性核分裂象

    E. 细胞核多

13. 诊断恶性肿瘤的依据是

    A. 迅速增大的肿块　　　　　　　B. 细胞异型性明显

    C. 浸润性生长的肿块　　　　　　D. 恶病质

E. 体积较大的肿块

14. 判断良、恶性肿瘤的主要组织学依据是
    A. 生长速度   B. 是否浸润性生长
    C. 肿瘤的异型性   D. 是否复发
    E. 对机体的影响

15. 良性肿瘤常见的生长方式是
    A. 膨胀性生长   B. 浸润性生长
    C. 外生性生长   D. 浸润性生长和外生性生长
    E. 膨胀性生长和外生性生长

16. 恶性肿瘤常见的生长方式是
    A. 外生性生长   B. 膨胀性生长
    C. 浸润性生长   D. 浸润性生长和外生性生长
    E. 膨胀性生长和外生性生长

17. 癌常见的转移方式是
    A. 直接蔓延   B. 淋巴转移
    C. 种植性转移   D. 血行转移
    E. 远处转移

18. 肉瘤常见的转移方式是
    A. 种植性转移   B. 血行转移
    C. 淋巴转移   D. 直接蔓延
    E. 远处转移

19. 宫颈癌向后侵犯直肠。其扩散方式是
    A. 直接蔓延   B. 淋巴转移
    C. 血行转移   D. 种植转移
    E. 自然管道扩散

20. 来源于脂肪组织的良性肿瘤称为
    A. 脂肪肿瘤   B. 脂肪瘤
    C. 脂肪肉瘤   D. 脂肪癌
    E. 脂肪细胞癌

21. 乳腺的腺上皮的恶性肿瘤称为
    A. 乳腺腺瘤   B. 乳腺纤维瘤
    C. 乳腺增生   D. 乳腺肿瘤

E. 乳腺癌

22. 关于下列组织发生的肿瘤，不能称为肉瘤的是

    A. 纤维组织　　　　　　　　　　B. 平滑肌组织

    C. 骨组织　　　　　　　　　　　D. 腺上皮

    E. 软骨组织

23. 癌和肉瘤最根本的区别是

    A. 组织来源　　　　　　　　　　B. 外在环境

    C. 内在因素　　　　　　　　　　D. 形成方式

    E. 转移途径

24. "癌前病变"最确切的概念是

    A. 癌肿的早期阶段

    B. 良性肿瘤发生了癌变

    C. 一种恶性病变，不可逆转

    D. 有癌变潜在可能的良性病变，有可能逆转

    E. 有癌变潜在可能的良性病变，但必然会发展为癌肿

25. 原位癌与浸润癌的主要区别在于

    A. 基底膜是否受侵犯　　　　　　B. 有无淋巴管转移

    C. 肿瘤大小　　　　　　　　　　D. 有无浸润血管

    E. 组织来源

26. 目前诊断肿瘤最可靠、最准确的方法是

    A. X线检查　　　　　　　　　　B. CT

    C. 核磁共振　　　　　　　　　　D. 活体组织检查

    E. 细胞学检查

27. "癌症"指

    A. 泛指所有恶性肿瘤　　　　　　B. 肿瘤的统称

    C. 上皮组织来源的恶性肿瘤　　　D. 间叶组织来源的恶性肿瘤

    E. 癌

A2 型题

28. 男性老年患者，因癌死亡。取其肺组织病检发现有类肝癌组织及肝癌细胞。该患者可能的死因是

    A. 肺癌引起

    B. 肝癌肺转移引起

C. 肝癌严重损伤肝，引起肝功能衰竭

D. 肺结核

E. 肺气肿、肺炎、肺淤血

29. 某中年女性患者，乳房出现一个包块，局部皮肤呈橘皮样。触诊：包块形状不规则，边界不清，活动度差。初步推断该肿块为

    A. 乳腺炎   B. 乳腺导管堵塞

    C. 乳腺癌   D. 乳腺纤维瘤

    E. 乳腺小叶增生

30. 某肺癌患者，病理报告为高分化鳞癌，提示该肿瘤

    A. 高度恶性   B. 中度恶性

    C. 低度恶性   D. 有恶变趋向

    E. 有好转趋向

31. 某晚期肝癌患者，严重消瘦、贫血、厌食和全身衰弱，提示该患者出现

    A. 衰竭   B. 恶病质

    C. 转移   D. 扩散

    E. 肿块增大

32. 患者，女，在子宫肌层出现一良性肿瘤。该肿瘤可能是

    A. 宫颈癌   B. 子宫平滑肌肉瘤

    C. 子宫肌层增厚   D. 子宫平滑肌瘤

    E. 子宫内膜癌

33. 患者，女，宫颈活检，镜下见上皮层下部近 2/3 的细胞出现异型性，应诊断为

    A. 轻度异型性   B. 中度异型性

    C. 重度异型性   D. 原位癌

    E. 早期浸润癌

34. 患者，男，60 岁，半年来经常有上腹不适，隐隐作痛，食欲缺乏，伴有反酸、嗳气，按"慢性胃炎"治疗月余未见好转；近 1 个月来明显消瘦，3d 前出现柏油样黑便。该患者最可能的诊断是

    A. 胃溃疡   B. 十二指肠溃疡

    C. 慢性胃炎   D. 胃癌

    E. 急性胃炎

35. 患者，男，60 岁，胸痛、咳嗽、咯血痰 2 个月，X 线胸片见右上肺周边一直径为 4cm×2cm 结节状阴影，边缘毛刺状。应首先考虑

A. 肺结核球   B. 周围型肺癌

C. 硅沉着病   D. 肺脓肿

E. 肺肉质变

A3/A4 型题

患者，男，55 岁。患者 20 年前曾患乙型肝炎；近几年来，面、胸部常出现蜘蛛痣；1 个月前发现黄疸，肝明显大，表面高低不平，质较硬，X 线检查发现肺内多个阴影，甲胎蛋白阳性。

36. 该患者最可能的诊断为

    A. 肝硬化，肺转移性肝癌

    B. 肝硬化，肝转移性肺癌

    C. 肝炎后肝硬化，合并肝癌及肝癌肺转移

    D. 胆汁性肝硬化，并合肝癌及肺转移癌

    E. 慢性乙型肝炎合并门脉性肝硬化

37. 确定肿瘤性质最有价值的检查方法是

    A. B 超   B. MRI

    C. 腹腔镜   D. 血管造影

    E. 病理活检

38. 下列诊断恶性肿瘤的主要根据是

    A. 肿瘤有出血   B. 肿瘤有坏死

    C. 肿瘤呈浸润性生长   D. 肿瘤有溃疡形成

    E. 肿瘤的异型性明显

（四）简答题

1. 简述肿瘤的生长方式与转移途径。

2. 比较良性肿瘤与恶性肿瘤的区别。

3. 简述肿瘤的异型性与分化程度、恶性程度的关系。

4. 简述常见的癌前病变。

5. 简述肿瘤对机体的影响。

（樊　欣）

第十章 | 呼吸系统疾病

【学习要点】

1. 掌握慢性支气管炎、大叶性肺炎和小叶性肺炎的病理变化及病理与临床联系；慢性肺源性心脏病的概念；鼻咽癌和肺癌的病理变化。

2. 熟悉慢性支气管炎、大叶性肺炎和小叶性肺炎的并发症；病毒性肺炎和支原体性肺炎的病变特点；硅沉着病的病理变化及并发症；慢性肺源性心脏病的病因、发病机制及病理变化；鼻咽癌和肺癌的转移与扩散。

3. 了解慢性支气管炎、大叶性肺炎、小叶性肺炎、硅沉着病、鼻咽癌与肺癌的病因和发病机制；慢性肺源性心脏病、硅沉着病、鼻咽癌和肺癌的病理与临床联系。

【学习纲要】

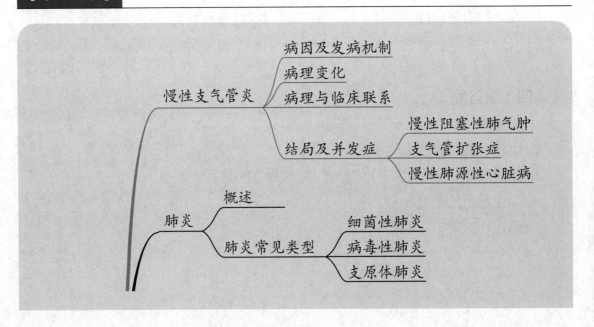

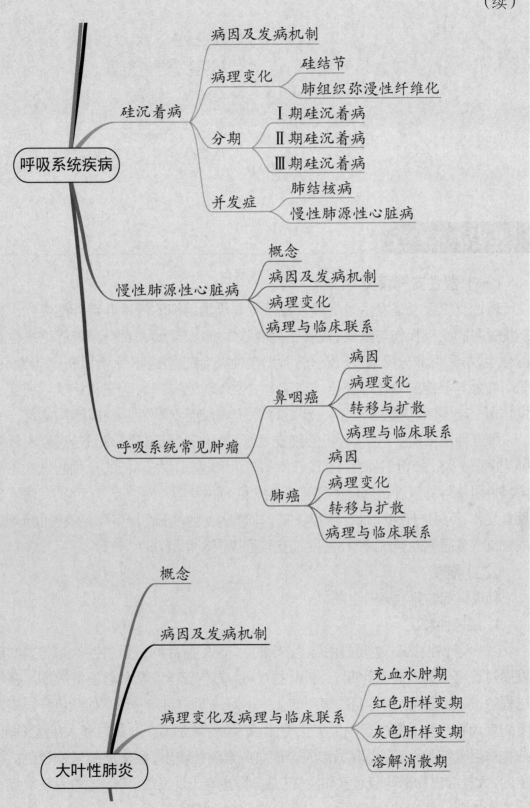

呼吸系统疾病

- 硅沉着病
  - 病因及发病机制
  - 病理变化
    - 硅结节
    - 肺组织弥漫性纤维化
  - 分期
    - Ⅰ期硅沉着病
    - Ⅱ期硅沉着病
    - Ⅲ期硅沉着病
  - 并发症
    - 肺结核病
    - 慢性肺源性心脏病

- 慢性肺源性心脏病
  - 概念
  - 病因及发病机制
  - 病理变化
  - 病理与临床联系

- 呼吸系统常见肿瘤
  - 鼻咽癌
    - 病因
    - 病理变化
    - 转移与扩散
    - 病理与临床联系
  - 肺癌
    - 病因
    - 病理变化
    - 转移与扩散
    - 病理与临床联系

大叶性肺炎

- 概念
- 病因及发病机制
- 病理变化及病理与临床联系
  - 充血水肿期
  - 红色肝样变期
  - 灰色肝样变期
  - 溶解消散期

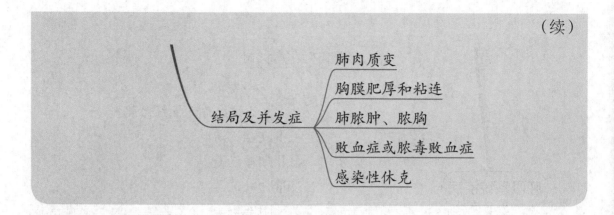

（续）

结局及并发症
- 肺肉质变
- 胸膜肥厚和粘连
- 肺脓肿、脓胸
- 败血症或脓毒败血症
- 感染性休克

【重点与难点解析】

（一）慢性支气管炎

慢性支气管炎是发生于支气管黏膜及其周围组织的慢性非特异性炎症。主要病变是黏膜上皮损伤与修复、黏膜下黏液腺体增生与肥大、部分浆液腺泡发生黏液腺化生，导致黏液分泌增多、支气管管壁慢性炎症细胞浸润，平滑肌断裂与萎缩、软骨可变性与萎缩或骨化等变化。临床上主要表现为咳、痰、喘三大症状。病变反复发作可引起慢性阻塞性肺气肿、支气管扩张症和慢性肺源性心脏病等并发症。

肺气肿指末梢肺组织（呼吸性细支气管、肺泡管、肺泡囊和肺泡）过度充气并伴肺泡间隔破坏，肺组织弹性减弱，肺体积膨大和通气功能降低的一种病理状态。其中慢性阻塞性肺气肿是慢性支气管炎最常见的并发症。慢性支气管炎时，由于炎症反复发作，可引起管壁增厚、管腔狭窄；同时黏液性渗出物增多和黏液栓的形成，造成细支气管阻塞性通气障碍，并发细支气管周围炎和阻塞性肺气肿。

（二）肺炎

肺炎指肺的急性渗出性炎。

1. 细菌性肺炎

（1）大叶性肺炎：主要是由肺炎链球菌引起的急性纤维蛋白性炎。典型的自然发展过程可分为充血水肿期、红色肝样变期、灰色肝样变期和溶解消散期。在学习过程中，应注意学会用各期的病理变化推出每一期的临床表现。如红色肝样变期主要病变为肺泡壁毛细血管明显扩张充血，肺泡腔内充满纤维蛋白和大量红细胞，红细胞被巨噬细胞吞噬，崩解后形成含铁血黄素随痰咳出，致使痰液呈铁锈色。肺泡腔内，大量渗出物影响肺通气和换气功能时，患者出现发绀、呼吸困难等缺氧症状和肺实变体征。病变波及胸膜时，引起纤维蛋白性胸膜炎，可出现胸痛。X线胸片呈大片均匀致密阴影。经过治疗大多痊愈，少数可出现肺肉质变、胸膜肥厚和粘连、肺脓肿和脓胸、败血症或脓毒败血症、感染性休克等并发症。肺肉质变是由于肺泡腔内渗出的中性粒细胞过少，释放的蛋白溶解酶不足以溶解渗出的纤维蛋白，大量未能溶解吸收的纤维蛋白被肉芽组织取代而发生机化，使病变肺组织呈褐色肉样，故称肺肉质变，亦称机化性肺炎。

（2）小叶性肺炎：是以细支气管为中心，以肺小叶为单位的急性化脓性炎，病变多起始于细支气管，并向周围肺组织蔓延，又称为支气管肺炎；多见于儿童、年老体弱及久病卧床者；常为某些疾病的并发症，如麻疹后肺炎、吸入性肺炎、坠积性肺炎及手术后肺炎等。病变分布于两肺各叶，以下叶及背侧多见。病灶直径多在 0.5～1cm（相当于肺小叶范围）。病灶内的细支气管壁及其所属肺泡壁充血、水肿，有大量中性粒细胞浸润。临床上主要表现为发热、咳嗽和咳痰等症状。并发症多见，有呼吸衰竭、心力衰竭、脓毒血症、肺脓肿和脓胸等。

（3）大叶性肺炎与小叶性肺炎的区别见表 10-1。

表 10-1　大叶性肺炎与小叶性肺炎的区别

内容	大叶性肺炎	小叶性肺炎
病因	肺炎链球菌，原发	多种细菌混合感染，多为继发
病变范围	一个肺段或大叶	肺小叶
病变性质	急性纤维蛋白性炎	急性化脓性炎
肉眼观察	以大叶为范围的肺实变，暗红色或灰白色，质实如肝	散在分布于两肺各叶，灰黄色
镜下观察	分充血水肿期、红色肝样变期、灰色肝样变期和溶解消散期。在红色肝样变期和灰色肝样变期，肺泡腔内有大量纤维蛋白渗出	细支气管及周围肺泡有大量中性粒细胞浸润
临床表现	起病急，高热寒战，咳嗽，咳铁锈色痰，胸痛，呼吸困难	发热，咳嗽，黏液脓性痰
好发年龄	青壮年	儿童、年老体弱及久病卧床者
并发症	少见	多见

2. 病毒性肺炎　指由上呼吸道病毒感染向下蔓延所致的间质性肺炎，主要经飞沫传染。病变主要表现为肺泡间隔明显增宽，血管扩张充血，间质水肿，淋巴细胞及单核细胞浸润，肺泡腔内一般无渗出物或仅有少量浆液。检查见病毒包涵体是病理

诊断病毒性肺炎的重要组织学依据。

3. 支原体肺炎　是由肺炎支原体引起的一种肺的急性间质性炎症，主要经飞沫传播。可在痰、鼻分泌物及咽拭子培养出肺炎支原体与病毒性肺炎进行鉴别。

（三）硅沉着病

硅沉着病简称为硅肺，是长期吸入含游离二氧化硅（SiO_2）的粉尘，沉着于肺组织所引起的一种常见职业病。其基本病变是硅结节的形成和肺组织的弥漫性纤维化。硅结节为境界清楚的圆形或椭圆形结节，由呈同心圆或旋涡状排列的、部分发生玻璃样变的胶原纤维构成，是硅沉着病的特征性病变。

硅沉着病分为三期。Ⅰ期硅沉着病：硅结节形成部位限于淋巴系统，主要表现为肺门淋巴结肿大，有硅结节形成及肺纤维化改变，肺组织内硅结节数量较少，结节直径一般为 1～3mm。Ⅱ期硅沉着病：硅结节数量增多，体积增大，已扩展到淋巴组织以外的肺组织，但总的病变范围不超过全肺的 1/3，同时伴有较明显的肺纤维化，结节直径多在 1cm 以内。Ⅲ期硅沉着病（重症硅沉着病）：病变更加广泛严重，硅结节密集与肺纤维化融合成团块，直径超过 2cm，病灶周围肺组织常有肺气肿或肺不张。

硅沉着病晚期常并发肺结核和慢性肺源性心脏病。

（四）慢性肺源性心脏病

慢性肺源性心脏病简称为肺心病，是因慢性肺疾病、肺血管及胸廓病变引起的肺动脉压升高而导致的以右心室肥大、心腔扩张为特征的心脏病。其中，肺动脉高压是肺心病发生的关键环节。

最常引起肺心病的是慢性阻塞性肺疾病，其中以慢性支气管炎并发阻塞性肺气肿最常见，占 80%～90%，其后依次为支气管哮喘、支气管扩张症、硅沉着病等。这些疾病一方面使肺毛细血管床减少，小血管纤维化、闭塞，导致肺循环阻力增加；另一方面则因阻塞性通气障碍、换气不足，导致肺泡内氧分压降低和二氧化碳分压增高，引起肺小动脉痉挛，肺小动脉中膜肥厚，更增大了肺循环阻力而使肺动脉压升高，最终导致右心室肥大、扩张。肺血管病变和胸廓病变引起的肺心病少见。

1. 病理变化

（1）肺部病变：除肺部原有疾病外，主要病变是肺小动脉的改变，表现为肺小动脉管壁增厚、管腔狭窄，肺泡壁毛细血管数量减少等。

（2）心脏病变：以右心室壁肥厚、心腔扩张为主要病变。通常以肺动脉瓣下 2cm 处右心室壁肌层厚度超过 5mm（正常为 3～4mm）作为诊断肺心病的病理形态标准。

2. 病理与临床联系　除了原有肺、胸廓疾病的症状和体征外，逐渐出现呼吸功能不全和右心衰竭的表现。严重时可发生肺性脑病。

（五）呼吸系统常见肿瘤

1. 鼻咽癌　是鼻咽部上皮组织发生的恶性肿瘤，最常发生于鼻咽顶部，其次是外侧壁和咽隐窝。早期常表现为局部黏膜粗糙或略隆起，随后可发展成结节型、菜花型、黏膜下浸润型和溃疡型肿块。组织学类型分为鳞状细胞癌和腺癌两类。鳞状细胞癌又分为分化性鳞状细胞癌和未分化性鳞状细胞癌。前者又可分为高分化鳞癌和低分化鳞癌，低分化鳞癌为鼻咽癌中最常见的类型；后者分为泡状核细胞癌和未分化鳞癌。

癌组织呈浸润性生长，向周围组织蔓延，破坏邻近器官。早期常发生淋巴转移，在胸锁乳头肌后缘上 1/3 和 2/3 交界处皮下出现无痛性结节，常以此作为首发症状而就诊。肿大的淋巴结可压迫第Ⅳ～Ⅺ对脑神经和颈交感神经引起相应症状。晚期可发生血行转移。

2. 肺癌　绝大多数起源于支气管黏膜上皮。根据肿瘤在肺内分布部位，肺癌分为中央型、周围型和弥漫型三个主要类型，其中以中央型最常见。肺癌组织学表现复杂多样，可分为鳞状细胞癌、腺癌、小细胞癌、大细胞癌、腺鳞癌等，鳞状细胞癌为肺癌中最常见的类型。

肺癌的扩散途径包括直接蔓延和转移。中央型肺癌常直接侵犯纵隔、心包及周围血管，或沿支气管向同侧甚至对侧肺组织蔓延。周围型肺癌可直接侵犯胸膜并侵入胸壁。肺癌淋巴转移常发生较早，且扩散速度较快。癌组织首先转移到支气管旁、肺门淋巴结，再扩散到纵隔、锁骨上、腋窝及颈部淋巴结。周围型肺癌，癌细胞可进入胸膜下淋巴丛，形成胸膜下转移灶并引起血性胸腔积液。晚期可发生血行转移。

肺癌早期症状不明显，以后常有咳嗽、痰中带血、胸痛等症状，其中咯血较易引起患者的注意因而就诊。

应利用学过的肿瘤知识来学习鼻咽癌和肺癌。

【相关知识衔接】

（一）支气管和肺的解剖结构

支气管分为左、右主支气管。主支气管进入肺门后，左主支气管分为上、下 2 支肺叶支气管；右主支气管分为上、中、下 3 支肺叶支气管。肺叶支气管再分为肺段支气管。肺段支气管依次分为小支气管、细支气管和终末细支气管，为气体出入的传导部分。肺是气体交换的场所。左肺分为上、下 2 叶，右肺分为上、中、下 3 叶。肺叶支气管分别进入相应的肺叶。每1条肺段支气管的分支和其相连的肺组织构成1个肺段。每条细支气管连同其各级分支和所属的肺泡组成1个肺小叶。大叶性肺炎是波及1个肺段或整个肺叶的炎症，而小叶性肺炎则是以肺小叶为单位的炎症。

（二）呼吸系统的防御系统

呼吸系统有很强的自净和防御功能。

1. 黏液纤毛转运　气管、支气管被覆假复层或单层纤毛柱状上皮，这些纤毛与管壁杯状细胞及黏膜下黏液腺分泌黏液，湿润黏膜面，稀释和黏附随空气进入的粉尘颗粒及病原体，并由此系统排出体外，对吸入的空气起过滤和净化作用。

2. 咳嗽反射　可以排出异物、痰液，是一种重要的防御性反射。

3. 肺泡内巨噬细胞的吞噬作用　肺泡内巨噬细胞可吞噬、降解进入肺泡腔内的粉尘、病原微生物。

当机体抵抗力下降，呼吸道的自净和防御功能减弱时，就会导致呼吸系统疾病的发生。

【强化训练】

（一）名词解释

1. 肺气肿
2. 大叶性肺炎
3. 肺肉质变
4. 小叶性肺炎
5. 硅结节
6. 慢性肺源性心脏病

（二）填空题

1. 慢性支气管炎反复发作可引起_____、_____和_____等并发症。

2. 大叶性肺炎按其典型的自然发展过程可分为_____、_____、_____和_____四期。

3. 小叶性肺炎的并发症有_____、_____、_____、_____和_____等。

4. 根据病理变化，大叶性肺炎是_____炎症，小叶性肺炎是_____炎症。

5. 硅沉着病的基本病变是_____和_____。

6. 硅沉着病晚期并发症有_____和_____。

7. 鼻咽癌最常发生的部位是_____，其次是_____和_____。早期转移的部位是_____。

8. 根据肿瘤在肺内分布部位，肺癌可分为_____、_____和_____三个主要类型。

（三）选择题

A1 型题

1. 关于慢性支气管炎的病因，下列不正确的是
   - A. 感染
   - B. 吸烟
   - C. 过敏因素
   - D. 精神因素
   - E. 理化因素

2. 慢性支气管炎患者咳痰的主要病变基础是
   - A. 支气管黏膜变性、坏死
   - B. 支气管黏膜炎症，血管渗出增多
   - C. 支气管黏膜下黏液腺增生、肥大，分泌亢进
   - D. 支气管壁形成瘢痕
   - E. 鳞状上皮化生

3. 慢性支气管炎最常见的并发症是
   - A. 慢性阻塞性肺气肿
   - B. 支气管扩张症
   - C. 慢性肺源性心脏病
   - D. 肺脓肿
   - E. 小叶性肺炎

4. 引起慢性肺源性心脏病最常见的病因是
   - A. 支气管扩张症
   - B. 肺结核病
   - C. 小叶性肺炎
   - D. 慢性支气管炎并发慢性阻塞性肺气肿
   - E. 支气管哮喘

5. 慢性肺源性心脏病发病的关键环节是
   - A. 肺动脉高压
   - B. 肺不张
   - C. 支气管阻塞
   - D. 肺水肿
   - E. 肺实变

6. 诊断肺心病最重要的病理学依据是
   - A. 右心室肥大
   - B. 右心室扩张

C. 心肌细胞肥大

D. 肺动脉瓣下 2cm 处右心室壁厚超过 5mm

E. 肺动脉圆锥膨隆

7. 引起大叶性肺炎最常见的病原体是

    A. 肺炎杆菌   B. 金黄色葡萄球菌

    C. 溶血性链球菌   D. 流行性感冒病毒

    E. 肺炎链球菌

8. 大叶性肺炎患者咳铁锈色痰是由于

    A. 肺泡腔内渗出的纤维蛋白被溶解

    B. 肺泡腔内的红细胞被巨噬细胞吞噬，崩解形成含铁血黄素

    C. 肺泡腔内有浆液渗出

    D. 肺泡壁毛细血管扩张充血

    E. 肺泡腔内中性粒细胞变性、坏死

9. 患者咳铁锈色痰出现在大叶性肺炎的

    A. 充血水肿期   B. 红色肝样变期

    C. 灰色肝样变期   D. 溶解期

    E. 消散期

10. 大叶性肺炎灰色肝样变期肺泡腔渗出物主要是

    A. 纤维蛋白和红细胞   B. 浆液和红细胞

    C. 纤维蛋白和中性粒细胞   D. 浆液和中性粒细胞

    E. 巨噬细胞

11. 与肺肉质变发生最相关的因素是

    A. 细菌毒力强   B. 巨噬细胞渗出过多

    C. 中性粒细胞渗出过少   D. 成纤维细胞增生活跃

    E. 淋巴细胞渗出过少

12. 大叶性肺炎红色肝样变期肺泡腔渗出物主要是

    A. 纤维蛋白和红细胞   B. 纤维蛋白和中性粒细胞

    C. 浆液和红细胞   D. 浆液和中性粒细胞

    E. 巨噬细胞

13. 下列不符合大叶性肺炎描述的是

    A. 多由肺炎链球菌引起   B. 病变的肺叶常发生实变

    C. 肺泡壁损伤破坏   D. 肺泡腔内渗出大量纤维蛋白

E. 中性粒细胞渗出

14. 关于小叶性肺炎，正确的描述是
    A. 起始于肺泡　　　　　　　　　　B. 化脓性炎
    C. 纤维蛋白性炎　　　　　　　　　D. 有病理分期
    E. 青壮年多见

15. 小叶性肺炎的病变范围为
    A. 以呼吸性细支气管为中心的肺组织
    B. 以终末细支气管为中心的肺组织
    C. 以细支气管为中心的肺组织
    D. 以支气管为中心的肺组织
    E. 以小支气管为中心的肺组织

16. 小叶性肺炎浸润的炎症细胞主要是
    A. 巨噬细胞　　　　　　　　　　　B. 浆细胞
    C. 嗜酸性粒细胞　　　　　　　　　D. 中性粒细胞
    E. 淋巴细胞

17. 下列不属于小叶性肺炎的病变特点是
    A. 病灶散在、多发　　　　　　　　B. 病变以细支气管为中心
    C. 急性化脓性炎　　　　　　　　　D. 肺泡腔内有中性粒细胞渗出
    E. 无支气管壁、肺泡壁损伤

18. 病毒性肺炎的主要病理诊断依据是
    A. 肺泡间隔明显增宽，血管扩张充血
    B. 细支气管和肺泡上皮细胞增生肥大
    C. 透明膜形成
    D. 病毒包涵体
    E. 单核细胞和淋巴细胞浸润

19. 下列描述，不符合病毒性肺炎的是
    A. 常由上呼吸道病毒感染所致　　　B. 间质性肺炎
    C. 以中性粒细胞浸润为主　　　　　D. 上皮细胞内可见病毒包涵体
    E. 血管扩张充血

20. 硅尘颗粒致病力最强的是
    A. 硅尘颗粒<5μm　　　　　　　　B. 硅尘颗粒>5μm
    C. 硅尘颗粒<3μm　　　　　　　　D. 硅尘颗粒 1～2μm

E. 硅尘颗粒 3~4μm

21. 下列不符合硅沉着病病变的是
   A. 硅结节中央部常发生坏死和钙化
   B. 早期形成细胞性硅结节
   C. 晚期形成纤维性硅结节
   D. 胸膜纤维化
   E. 肺门淋巴结硅结节形成早

22. 硅沉着病的并发症有
   A. 肺炎   B. 肺癌
   C. 肺结核   D. 肺结核病 + 肺心病
   E. 肺气肿 + 肺心病

23. 最常见的鼻咽癌类型是
   A. 高分化鳞癌   B. 未分化鳞癌
   C. 低分化鳞癌   D. 腺癌
   E. 泡状核细胞癌

24. 鼻咽癌常发生在
   A. 鼻咽后部   B. 鼻咽顶部
   C. 鼻咽前壁   D. 鼻咽底部
   E. 鼻咽外侧壁

25. 下列鼻咽泡状核细胞癌的描述,错误的是
   A. 癌细胞体积大,胞质丰富   B. 细胞多边形境界清楚
   C. 细胞核大、染色质少,空泡状 D. 核仁肥大、可1~2个
   E. 癌细胞间有淋巴细胞浸润

26. 肺癌最常见的类型是
   A. 鳞状细胞癌   B. 大细胞未分化癌
   C. 腺癌   D. 小细胞癌
   E. 腺鳞癌

27. 下列不属于肺癌扩散转移特点的是
   A. 血行转移以脑、骨及肾上腺多见
   B. 小细胞癌生长迅速,转移早
   C. 大细胞癌转移较早,预后差
   D. 周围型肺腺癌可直接侵犯胸膜

E. 中央型肺鳞状细胞癌可直接侵犯胸膜

28. 下列不是肺癌检查方法的是

    A. X 线   B. 痰液细胞学检查

    C. 肺纤维支气管镜检查   D. B 超检查

    E. 病理活体组织检查

A2 型题

29. 患者，男。慢性咳嗽、咳痰 20 余年，痰多呈白色黏液样，有时为黄脓痰，近半年来咳痰偶带血丝。气短不能平卧，桶状胸，近日腹部膨隆，腹水（＋）。应诊断为

    A. 慢性支气管炎

    B. 慢性支气管炎、肺气肿、肺心病

    C. 慢性支气管炎、支气管扩张、肺气肿、肺心病

    D. 慢性支气管炎、肺癌、肺气肿、肺心病

    E. 慢性支气管炎、肺炎、肺气肿、肺心病

30. 患者，男，24 岁。淋雨后高热、胸痛、咳铁锈色痰，血中白细胞计数 $15×10^9$/L。X 线检查显示左肺下叶有大片致密阴影，本病最可能是

    A. 小叶性肺炎   B. 大叶性肺炎

    C. 急性支气管炎   D. 病毒性肺炎

    E. 支原体肺炎

31. 患儿，3 岁，发热、咳嗽 5d，近 2d 因高热、气短入院。实验室检查：白细胞计数 $19.2×10^9$/L，中性粒细胞占比 80%，X 线检查显示两肺下叶散在灶状阴影。该患儿可能患有

    A. 小叶性肺炎   B. 大叶性肺炎

    C. 支气管扩张症   D. 病毒性肺炎

    E. 支原体肺炎

32. 患者患慢性支气管炎 15 年，近来出现呼吸困难、发绀、心悸、下肢水肿、肝大。可诊断为

    A. 支气管扩张   B. 心肌炎

    C. 慢性肺源性心脏病   D. 慢性阻塞性肺气肿

    E. 肺脓肿

33. 大叶性肺炎患者出现神志模糊、发绀、四肢湿冷、脉搏细数、呼吸浅快、尿量减少等症状，提示患者并发

    A. 胸膜炎   B. 肺肉质变

C. 脓胸   D. 败血症

E. 感染性休克

34. 患者,男,60岁,胸痛、咳嗽、咯血痰2个月,X线胸片见右上肺周边一直径为5cm的结节状阴影,边缘毛刺状。应首先考虑

     A. 肺结核球   B. 周围型肺癌

     C. 硅结节   D. 肺脓肿

     E. 肺肉质变

A3/A4 型题

35. 患者,男,56岁,咳嗽、咳痰伴气喘发作近4年。每次发作持续3~4个月。1周前患者因感冒,上述症状加重,痰多不易咳出。患者吸烟史32年。入院体检,体温38.4℃,心率85次/min,律齐,呼吸18次/min。双肺呼吸音粗,可闻及散在的湿啰音,白细胞计数12.5×10^9/L,中性粒细胞占比80%。

(1)根据病史,患者所患疾病可能是

     A. 小叶性肺炎   B. 慢性支气管炎急性发作

     C. 肺结核   D. 大叶性肺炎

     E. 支气管扩张症

(2)如果患者没有得到很好的治疗,病变继续发展,最容易引起

     A. 支气管扩张症   B. 肺癌

     C. 支气管肺炎   D. 慢性阻塞性肺气肿

     E. 呼吸衰竭

(3)如果患者出现肝脾大,下肢水肿,首先考虑发生了

     A. 支气管扩张症   B. 肝硬化

     C. 肾炎   D. 心力衰竭

     E. 慢性肺源性心脏病

(四)简答题

1. 简述慢性支气管炎、肺气肿、肺心病三者的关系。

2. 用大叶性肺炎红色肝样变期的病理变化推出其临床表现。

3. 比较大叶性肺炎与小叶性肺炎区别。

4. 简述硅沉着病的病变特点、病理分期及常见并发症。

5. 简述慢性肺源性心脏病的病因、发病机制及病理变化。

6. 简述鼻咽癌和肺癌的扩散途径。

(周士珍)

第十一章 ｜ 心血管系统疾病

【学习要点】

1. 掌握动脉粥样硬化、风湿病的基本病理变化；冠状动脉粥样硬化好发部位及冠心病的临床病理类型；原发性高血压的类型及病理变化；慢性心瓣膜病的心脏及血流动力学改变。

2. 熟悉动脉粥样硬化的致病因素；主动脉粥样硬化和脑动脉粥样硬化的病理变化；风湿性心脏病的病变特征；感染性心内膜炎的病理变化及病理与临床联系；慢性心瓣膜病的概念、病理变化及病理与临床联系。

3. 了解动脉粥样硬化的发病机制；原发性高血压、风湿病、感染性心内膜炎和慢性心瓣膜病的病因及发病机制；其他部位的风湿病变。

【学习纲要】

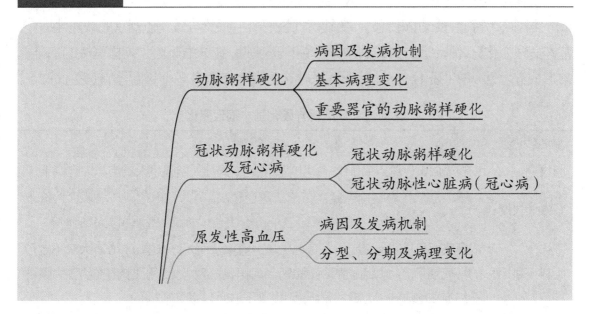

（续）

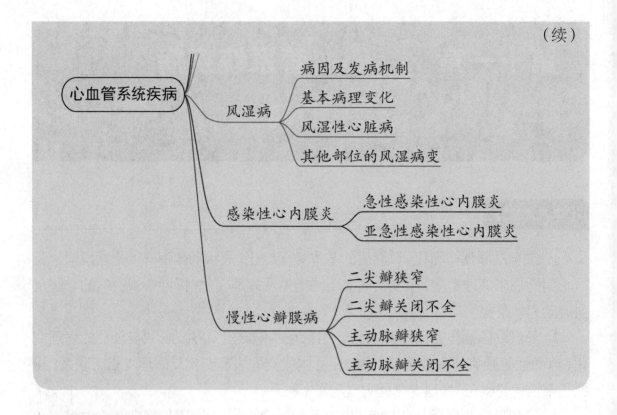

（一）动脉粥样硬化

动脉粥样硬化多见于中、老年人，主要累及大、中动脉，是以血管内膜形成粥样斑块或纤维斑块为特征，使动脉壁增厚、变硬，管腔狭窄，并最终导致相应器官的缺血性病变。基本病理变化分为脂纹期、纤维斑块期和粥样斑块期，在纤维斑块和粥样斑块的基础上常形成继发性病变（表 11-1）。动脉粥样硬化可发生在全身多个重要器官（表 11-2）。

表 11-1　动脉粥样硬化基本病理变化

病变发展	病变特点
脂纹期	内膜表面黄色斑点或条纹，平坦或微隆起。病灶处内膜下大量泡沫细胞聚集
纤维斑块期	内膜表面散在不规则隆起浅黄或灰黄色斑块，后为瓷白色。斑块表面为纤维帽，其下可见数量不等的泡沫细胞、平滑肌细胞、细胞外基质和炎症细胞等
粥样斑块期	内膜表面可见明显隆起的灰黄色斑块。斑块表面为纤维帽，下方有大量不定形的坏死崩解产物、胆固醇结晶和钙盐沉积，底部和边缘可见肉芽组织、少量淋巴细胞和泡沫细胞，斑块处中膜因斑块压迫而萎缩变薄
继发性病变	斑块内出血、斑块破裂、血栓形成、钙化、动脉瘤形成

表 11-2　重要器官的动脉粥样硬化

类型	好发部位	病变后果
主动脉粥样硬化	主动脉后壁及其分支开口处,腹主动脉病变最重	形成主动脉瘤,引起致命性大出血
冠状动脉粥样硬化	左冠状动脉前降支	冠状动脉性心脏病
脑动脉粥样硬化	基底动脉、大脑中动脉和大脑动脉环	脑萎缩、脑软化、小动脉瘤破裂出血
肾动脉粥样硬化	肾动脉主干及其大分支	动脉粥样硬化性固缩肾
四肢动脉粥样硬化	下肢动脉	间歇性跛行、干性坏疽

（二）冠状动脉性心脏病

冠状动脉性心脏病简称为冠心病,是由于冠状动脉狭窄所致心肌缺血而引起的心脏病。冠状动脉粥样硬化是其最常见的原因。主要临床病理类型有心绞痛、心肌梗死、心肌纤维化和冠状动脉性猝死。

心绞痛指由于心肌急性、暂时性缺血、缺氧所引起的临床综合征。其临床表现为阵发性心前区疼痛或压迫感,可放射至左肩、左臂,持续数分钟,经休息或用硝酸酯类制剂后症状可缓解。

心肌梗死指由于冠状动脉供血中断,致供血区持续缺血而导致较大范围的心肌坏死。临床表现为剧烈而较持久的胸骨后疼痛,经休息或用硝酸酯类制剂后不能完全缓解,可并发心律失常、休克或心力衰竭等。

心肌纤维化指由于中、重度冠状动脉狭窄引起的心肌慢性、持续性缺血、缺氧,导致心肌细胞萎缩、间质纤维组织增生,渐发展为慢性心力衰竭。

冠状动脉性猝死指在某种诱因如饮酒、劳累、吸烟及运动后,患者突然昏倒、四肢抽搐、小便失禁或突然发生呼吸困难、口吐白沫、迅速昏迷,可立即死亡或数小时后死亡,有的则在夜间睡眠中死亡。

心肌梗死 {
　好发部位:多发生在左冠状动脉前降支的供血区,以左心室前壁、心尖部及室间隔前 2/3 最为多见
　病理变化:属于贫血性梗死
　并发症:心力衰竭、心脏破裂、室壁瘤、附壁血栓形成、心源性休克、急性心包炎、心律失常

（三）原发性高血压

原发性高血压又称为高血压病,是一种原因未明的、以体循环动脉血压升高(成

年人收缩压≥140mmHg 和 / 或舒张压≥90mmHg）为主要表现的独立性全身疾病，可分为良性高血压和恶性高血压。

良性高血压按病变发展可分为以下三期：

1. 功能紊乱期　全身细小动脉间歇性痉挛。临床表现为血压呈波动性升高，可伴有头痛、头晕，经适当休息治疗可恢复正常。

2. 动脉病变期　全身细小动脉硬化，主要病变特征表现为细动脉玻璃样变性。临床表现为血压明显升高，失去波动性，需服用抗高血压药来控制。

3. 内脏病变期　心脏病变主要为左心室肥大。代偿期心脏体积增大，重量增加，可达 400g 以上，左心室壁增厚，可达 1.5~2.0cm，乳头肌和肉柱增粗，心腔不扩张，称为向心性肥大。晚期代偿失调，心腔扩张，称为离心性肥大，严重者发生心力衰竭。肾的病变，肉眼观察，双侧肾对称性缩小，质地变硬，表面凹凸不平呈细颗粒状，切面肾皮质变薄，皮髓质界限模糊，称为原发性颗粒性固缩肾。脑的病变有脑水肿或高血压脑病、脑软化、脑出血。其中脑出血是原发性高血压最严重且致命的并发症，常发生于基底节、内囊。视网膜病变为中央动脉硬化。

（四）风湿病

风湿病是一种与 A 群乙型溶血性链球菌感染有关的变态反应性疾病。病变主要累及全身结缔组织及血管，常侵犯心脏、关节、血管、皮肤及脑等处，以心脏病变最为严重。风湿病的基本病理变化发展过程可分为变质渗出期、增生期或肉芽肿期、纤维化期（表 11-3）。病变特点是形成特征性的风湿性肉芽肿，即阿绍夫小体，对风湿病具有诊断意义。阿绍夫小体由聚集于纤维蛋白样坏死灶内成团的风湿细胞及少量的淋巴细胞和浆细胞构成。风湿细胞由增生的巨噬细胞吞噬纤维蛋白样坏死物质后转变而来。风湿病引起的心脏病变可表现为风湿性心内膜炎、风湿性心肌炎和风湿性心包炎（表 11-4）。

表 11-3　风湿病基本病理变化

区别	持续时间	病变特点
变质渗出期	1个月	结缔组织基质黏液样变性和胶原纤维的纤维蛋白样坏死，浆液、纤维蛋白渗出，少量淋巴细胞、浆细胞、单核细胞浸润
增生期或肉芽肿期	2~3个月	阿绍夫小体
纤维化期	2~3个月	阿绍夫小体纤维化，形成梭形小瘢痕

表 11-4　风湿性心脏病

区别	病变部位	病变特点
风湿性心内膜炎	主要侵犯心瓣膜 二尖瓣最常受累	病变瓣膜表面形成疣状赘生物(白色血栓)
风湿性心肌炎	主要累及心肌间质结缔组织	形成阿绍夫小体
风湿性心包炎	主要累及心包膜脏层	浆液性或纤维蛋白性炎形成心包积液或绒毛心

(五)感染性心内膜炎

感染性心内膜炎是由病原微生物直接感染心内膜引起的炎症,根据病情和病程,分为急性和亚急性两种类型(表 11-5)。

表 11-5　急性感染性心内膜炎和亚急性感染性心内膜炎的区别

区别	急性感染性心内膜炎	亚急性感染性心内膜炎
细菌毒力	强(如金黄色葡萄球菌)	弱(如甲型溶血性链球菌)
血栓大小	大	大小不一
血栓累及瓣膜	常累及正常心瓣膜	常累及有病变的心瓣膜
血栓脱落及影响	栓塞引起梗死和脓肿	栓塞造成脏器梗死
病程	短	相对长
结局	病情重,死亡率高	瓣膜变形,导致慢性心瓣膜病

(六)慢性心瓣膜病

慢性心瓣膜病是心瓣膜受各种原因损伤后或先天性发育异常所造成的器质性病变,表现为瓣膜口狭窄和/或关闭不全,最后导致心功能不全(表 11-6)。

表 11-6　常见慢性心瓣膜病

类型	心脏及血流动力学改变	临床表现
二尖瓣狭窄	血液流入左心室受阻→左心房代偿性扩张肥大→肺静脉血液回流受阻→肺动脉压力持续升高→右心代偿性肥大→右心室失代偿性扩张→右心衰竭→体循环淤血	颈静脉怒张、肝脾大、下肢水肿、心尖区舒张期隆隆样杂音 X线示"梨形心"
二尖瓣关闭不全	心脏收缩,血液反流入左心房→左心房容量增多,压力升高→左心房代偿性肥大扩张→舒张期左心室容量增加,代偿性肥大→失代偿,左心衰竭→肺淤血、肺动脉高压→右心代偿性肥大→右心衰竭→体循环淤血	心尖区收缩期吹风样杂音 X线示"球形心"

类型	心脏及血流动力学改变	临床表现
主动脉瓣狭窄	收缩期左心室排血受阻→左心室代偿性肥大→失代偿,左心衰竭→肺淤血、肺动脉高压→右心衰竭→体循环淤血	收缩期粗糙、喷射性杂音 X线示"靴形心"
主动脉瓣关闭不全	心脏舒张,血液部分反流入左心室→左心室容量增加,代偿性肥大→左心房扩张肥大→左心室、左心房失代偿,左心衰竭→肺淤血、肺动脉高压→右心衰竭→体循环淤血	舒张期吹风样杂音、水冲脉、颈动脉搏动征、毛细血管搏动

【相关知识衔接】

(一)心血管系统的组成

心血管系统由心和血管组成。心有左心房、左心室、右心房和右心室四个腔。左心房和左心室之间的瓣膜称为二尖瓣;左心室与主动脉之间有主动脉瓣;右心房和右心室之间的瓣膜称为三尖瓣;右心室与肺动脉之间有肺动脉瓣。

心壁由心内膜、心肌层和心外膜构成。心内膜是心壁最内层的一层光滑的薄膜,与血管内膜相连续。心瓣膜即由心内膜折叠而成。心肌层由心肌纤维组成,是心壁的主要组成部分。心外膜被覆在心肌层的表面,即浆膜心包的脏层。

血管包括动脉、毛细血管和静脉。动脉分为大动脉、中动脉、小动脉。小动脉接近毛细血管的部分称为微动脉。小动脉和微动脉管径小,又被称为阻力血管。来自小动脉和微动脉的阻力称为外周阻力。动脉由内膜、中膜和外膜构成,其中内膜由内皮、内皮下层和内弹性膜组成,中膜由平滑肌、弹性纤维和胶原纤维构成,外膜由结缔组织构成。

(二)血液循环途径

血液由心室射出,经动脉、毛细血管和静脉,再返回心房,周而复始,形成血液循环,包括肺循环和体循环,两者同时进行,彼此连通。

1. 体循环 当心室收缩时,含有丰富氧气和营养物质的动脉血由左心室射入主动脉,再经各级动脉分支流向全身毛细血管,进行物质交换,血液变成静脉血,再经各级静脉回流,最后经上、下腔静脉流回右心房。

2. 肺循环 由体循环回心的静脉血自右心室射出,血液经肺动脉主干及其各级分支到达肺泡壁毛细血管网,进行气体交换后变成动脉血,经肺内各级静脉,最后在肺门处汇合成肺静脉流回左心房。血液进入左心室,开始体循环。

（一）名词解释

1. 动脉粥样硬化

2. 冠状动脉性心脏病

3. 心绞痛

4. 心肌梗死

5. 原发性高血压

6. 原发性颗粒性固缩肾

7. 风湿病

8. 阿绍夫小体

9. 慢性心瓣膜病

（二）填空题

1. 动脉粥样硬化主要累及_____，以血管内膜形成_____为特征。

2. 动脉粥样硬化的继发性病变有_____、_____、_____、_____、_____。

3. 冠状动脉性心脏病最常见的原因是_____，主要临床病理类型有_____、_____、_____和_____。

4. 心肌梗死多发生在_____的供血区，以_____、_____及_____最为多见。

5. 良性高血压根据病变发展过程可分为_____、_____、_____三期。

6. 原发性高血压引起的脑部病变主要有_____、_____和_____。

7. 风湿病的病变常侵犯_____、_____、_____、_____及_____等器官，其中以_____的病变最为严重。

8. 风湿病基本病理变化发展过程可分为_____、_____和_____三期。其病变特点是形成具有诊断意义的_____。

（三）选择题

A1 型题

1. 动脉粥样硬化病变主要发生于

    A. 小动脉   B. 大、中动脉

    C. 细动脉   D. 微动脉

    E. 后微动脉

2. 动脉粥样硬化脂纹期中形成的细胞主要是

    A. 泡沫细胞　　　　　　　　　　B. 单核细胞

    C. 浆细胞　　　　　　　　　　　D. 类上皮细胞

    E. 多核巨细胞

3. 对动脉粥样硬化的粥样斑块的描述，不正确的是

    A. 有胆固醇结晶　　　　　　　　B. 有钙盐沉积

    C. 有坏死物　　　　　　　　　　D. 有肉芽组织

    E. 该处中膜平滑肌细胞肥大增生

4. 动脉粥样硬化的病变发展顺序是

    A. 脂纹期、粥样斑块期、纤维斑块期　　B. 脂纹期、纤维斑块期、粥样斑块期

    C. 纤维斑块期、粥样斑块期、脂纹期　　D. 粥样斑块期、脂纹期、纤维斑块期

    E. 纤维斑块期、脂纹期、粥样斑块期

5. 动脉瘤是

    A. 动脉内血栓形成　　　　　　　B. 动脉管壁局限性扩张

    C. 动脉的良性肿瘤　　　　　　　D. 动脉的恶性肿瘤

    E. 血管破裂形成的血肿

6. 冠状动脉粥样硬化最常发生的部位是

    A. 左冠状动脉主干　　　　　　　B. 左冠状动脉回旋支

    C. 左冠状动脉前降支　　　　　　D. 右冠状动脉主干

    E. 右冠状动脉回旋支

7. 引起冠状动脉性心脏病最常见的原因是

    A. 冠状动脉痉挛　　　　　　　　B. 冠状动脉粥样硬化

    C. 原发性高血压　　　　　　　　D. 风湿性心脏病

    E. 梅毒性冠状动脉炎

8. 心肌梗死多见于

    A. 左室前壁及心尖部　　　　　　B. 左心室前壁、室间隔前 2/3

    C. 左心室前壁及右心室大部　　　D. 左心后壁及室间隔后 1/3

    E. 左心室前壁、心尖部及室间隔前 2/3

9. 心脏破裂很可能发生于

    A. 心肌梗死　　　　　　　　　　B. 病毒性心肌炎

    C. 感染性心内膜炎　　　　　　　D. 风湿性心内膜炎

    E. 高血压心脏病

10. 原发性高血压最常累及的血管是
    A. 全身细、小静脉　　　　　　B. 全身细、小动脉
    C. 全身大、中静脉　　　　　　D. 全身大、中动脉
    E. 主动脉

11. 良性高血压, 血压呈波动状态发生在病变发展过程的
    A. 动脉病变期　　　　　　　　B. 功能紊乱期
    C. 脂纹期　　　　　　　　　　D. 动脉粥样斑块期
    E. 内脏病变期

12. 良性高血压的主要病变特征是
    A. 细动脉玻璃样变性　　　　　B. 中层动脉硬化
    C. 大动脉粥样硬化　　　　　　D. 中动脉粥样硬化
    E. 微动脉粥样硬化

13. 良性高血压时造成血压持续升高的主要病变是
    A. 脑细动脉纤维蛋白样坏死　　B. 全身细小动脉痉挛
    C. 全身细小动脉硬化　　　　　D. 左心室肥大
    E. 重要器官肌性动脉中膜及内膜增厚

14. 良性高血压时, 细动脉硬化的病理改变是
    A. 动脉管壁纤维化　　　　　　B. 动脉管壁水肿
    C. 动脉管壁玻璃样变性　　　　D. 动脉管壁纤维蛋白样坏死
    E. 动脉管壁脂质沉着

15. 高血压心脏病代偿期的主要特征是
    A. 左心室离心性肥大　　　　　B. 右心室肥大
    C. 左心室向心性肥大　　　　　D. 左心房扩张
    E. 左心衰竭

16. 原发性高血压时肾的病理变化表现为
    A. 肾贫血性梗死　　　　　　　B. 肾动脉瘤形成
    C. 原发性颗粒性固缩肾　　　　D. 肾淤血
    E. 肾多发性凹陷性大瘢痕

17. 原发性高血压最严重的病变是
    A. 左心室肥大　　　　　　　　B. 原发性颗粒性固缩肾
    C. 脑软化　　　　　　　　　　D. 脑出血
    E. 视网膜出血

18. 原发性高血压脑出血最常见的部位是

    A. 大脑   B. 小脑

    C. 脑桥   D. 基底节、内囊

    E. 丘脑

19. 目前认为与风湿病的病因有关的病原微生物主要是

    A. 金黄色葡萄球菌   B. 铜绿假单胞菌

    C. 病毒   D. A群乙型溶血性链球菌

    E. 肺炎链球菌

20. 在风湿病侵犯的器官中，最严重的是

    A. 心脏   B. 脑

    C. 关节   D. 血管

    E. 皮肤

21. 在风湿病中，最具有诊断意义的病变是

    A. 胶原纤维的纤维蛋白样坏死   B. 形成阿绍夫小体

    C. 心肌变性、坏死   D. 心外膜纤维蛋白渗出

    E. 心瓣膜纤维组织增生

22. 阿绍夫小体的主要成分是

    A. 结缔组织黏液样变性   B. 胶原纤维纤维蛋白样坏死

    C. 风湿细胞   D. 渗出的淋巴细胞

    E. 渗出的单核细胞

23. 风湿细胞的来源是

    A. 淋巴细胞   B. 心肌细胞

    C. 血管内皮细胞   D. 成纤维细胞

    E. 巨噬细胞

24. 风湿性心脏病早期，心肌间结缔组织最常见的病理变化是

    A. 黏液样变性和纤维蛋白样坏死   B. 透明变性和凝固性坏死

    C. 淀粉样变性和液化性坏死   D. 黏液样变性和液化性坏死

    E. 透明变性和纤维蛋白样坏死

25. 风湿性心内膜炎最常累及的瓣膜是

    A. 二尖瓣   B. 三尖瓣

    C. 肺动脉瓣   D. 主动脉瓣

    E. 二尖瓣与主动脉瓣同时受累

26. 不符合亚急性细菌性心内膜炎的是

    A. 瓣膜赘生物体积大、污秽、易脱落

    B. 常伴有败血症

    C. 发生在正常的心瓣膜

    D. 可引起乳头肌断裂

    E. 可引起心瓣膜穿孔

27. 亚急性感染性心内膜炎的常见致病菌是

    A. 金黄色葡萄球菌   B. 甲型溶血性链球菌

    C. 流感嗜血杆菌   D. 肺炎链球菌

    E. 溶血性链球菌

28. 二尖瓣关闭不全晚期的心脏可呈

    A. 虎斑心   B. 梨形心

    C. 绒毛心   D. 球形心

    E. 靴形心

29. 胸部 X 线检查心影呈梨形提示

    A. 心包积液   B. 三尖瓣关闭不全

    C. 二尖瓣关闭不全   D. 二尖瓣狭窄

    E. 主动脉瓣狭窄

A2 型题

30. 一例尸检,肉眼见主动脉近血管分叉处有多个淡黄色条纹及斑点,有的平坦,有的略隆起。镜下可能的变化是

    A. 大量平滑肌细胞增生   B. 大量纤维组织增生

    C. 大量泡沫细胞聚集   D. 大量胆固醇结晶和坏死物

    E. 大量肉芽组织

31. 患者,女,56 岁。患者近 1 年来经常因劳累后出现间歇性胸痛,疼痛向左肩臂放射;1d 前上述症状再次发作且持续超过 5h,休息和服用硝酸甘油后疼痛不能缓解。心脏可能出现的病理改变是

    A. 出血性梗死   B. 贫血性梗死

    C. 败血性梗死   D. 心肌萎缩

    E. 心肌肥大

32. 患者,男,70 岁,近来偶有心前区疼痛,休息后缓解。某日突然出现心前区持续剧烈疼痛,大汗淋漓,不久倒地死亡。该患者的死因可能是

A. 原发性高血压脑出血   B. 原发性高血压心力衰竭

C. 风湿性心脏病心力衰竭   D. 冠心病心肌梗死

E. 冠心病心绞痛

33. 患者，女，70岁，既往于劳累后感心前区疼痛，休息后消失；2d前因与邻居争吵后，心前区持续性疼痛来医院就诊。体检：神志不清，四肢湿冷，血压70/50mmHg，心电图示左心室广泛性心肌缺血。经抢救无效死亡，被诊断为心肌梗死。该心肌梗死患者发生的并发症可能是

A. 室壁瘤   B. 心律失常

C. 心源性休克   D. 急性心包炎

E. 附壁血栓形成

34. 患者，女，60岁，精神紧张、情绪激动后感觉头晕头痛、眼花耳鸣，血压升高，休息后血压恢复正常，检查无其他异常。临床诊断为原发性高血压。此阶段患者可能发生的病变是

A. 小动脉硬化   B. 细动脉硬化

C. 大动脉硬化   D. 细动脉硬化伴心脏肥大

E. 细小动脉间歇性痉挛

35. 患者，男，72岁，患原发性高血压12年。此患者会出现的病变是

A. 大动脉粥样硬化   B. 细小动脉硬化

C. 小动脉纤维蛋白样坏死   D. 中动脉硬化

E. 小动脉黏液样变性

36. 良性高血压脑出血死亡患者，心脏重550g，左心室壁厚1.6cm，乳头肌和肉柱增粗，心腔不扩张。应诊断为

A. 肥厚型心肌病   B. 心脏向心性肥大

C. 心脏离心性肥大   D. 心脏脂肪变性

E. 心肌脂肪组织浸润

37. 患者，男，50岁，因高血压3年，血压控制不好，来医院就诊。护士给其进行健康教育时，讲解原发性高血压最严重的并发症是

A. 脑出血   B. 充血性心力衰竭

C. 肾衰竭   D. 冠心病

E. 糖尿病

38. 患者，男，42岁，长期胸闷、气短、心痛，未及时就医，不幸死亡。尸检发现心包狭窄，包内有绒毛状物。该患者长期患有的疾病为

A. 风湿性心包炎　　　　　　　　B. 感染性心内膜炎

C. 亚急性感染性心内膜炎　　　　D. 心肌梗死

E. 心律失常

39. 患者,女,26岁,2年前出现心悸;1个月前牙痛拔牙后,开始出现发热、全身乏力,检查发现皮肤有出血点,脾大,心尖区可闻及双期杂音。患者最可能发生的疾病是

A. 动脉粥样硬化　　　　　　　　B. 感冒肺部轻微感染

C. 风湿性心脏病　　　　　　　　D. 流行性出血热

E. 亚急性感染性心内膜炎

A3/A4 型题

40. 患者,男,50岁,1年前开始经常出现胸痛,在休息或服用硝酸酯类制剂后症状缓解消失;1d 前因情绪激动,出现心前区持续性疼痛,并放射到左肩、左臂,服用硝酸甘油后无缓解,急诊入院。

(1)根据病史,患者所患疾病可能是

A. 心绞痛　　　　　　　　　　　B. 心肌梗死

C. 心肌纤维化　　　　　　　　　D. 心肌炎

E. 心肌病

(2)患者病变最好发的冠状动脉分支是

A. 左冠状动脉前降支　　　　　　B. 左冠状动脉回旋支

C. 左冠状动脉主干　　　　　　　D. 右冠状动脉主干

E. 右冠状动脉回旋支

(3)该疾病病变的好发部位是

A. 左室前壁及心尖部　　　　　　B. 左心室前壁、室间隔前 2/3

C. 左心室前壁及右心室大部　　　D. 左心后壁及室间隔后 1/3

E. 左心室前壁、心尖部及室间隔前 2/3

(四)简答题

1. 简述动脉粥样硬化的基本病理变化。

2. 简述心肌梗死的好发部位及并发症。

3. 简述良性高血压的病变发展过程及各期的病变特点。

4. 简述风湿病的基本病理变化。

5. 比较急性感染性心内膜炎和亚急性感染性心内膜炎的区别。

6. 简述二尖瓣狭窄的血流动力学改变。

(曹冬霞)

第十二章 ｜ 消化系统疾病

【学习要点】

1. 掌握消化性溃疡、病毒性肝炎、门脉性肝硬化、坏死后肝硬化的病理变化；食管癌、胃癌、大肠癌、原发性肝癌的类型及各型病理变化。

2. 熟悉慢性胃炎的类型及病理变化；消化性溃疡的结局及并发症；病毒性肝炎的类型、病变特点及病理与临床联系；肝硬化的病理与临床联系。

3. 了解慢性胃炎、消化性溃疡、病毒性肝炎、肝硬化的病因及发病机制；食管癌、胃癌、大肠癌、原发性肝癌的病因、发病机制、转移与扩散及病理与临床联系。

【学习纲要】

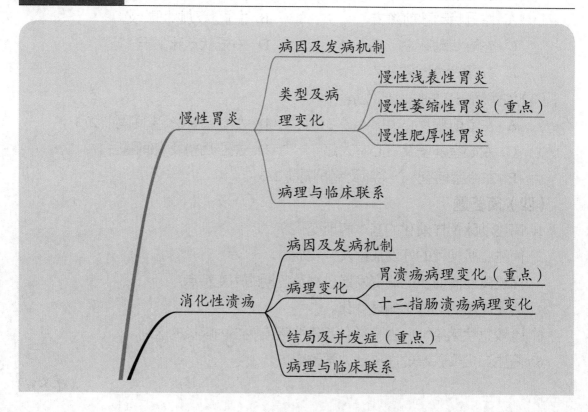

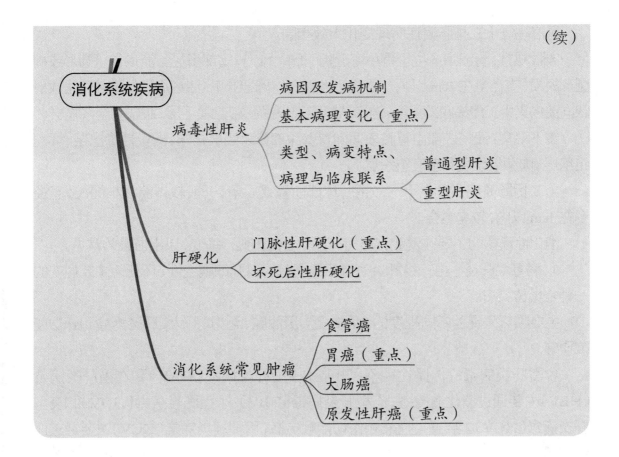

（续）

消化系统疾病

病毒性肝炎
- 病因及发病机制
- 基本病理变化（重点）
- 类型、病变特点、病理与临床联系
  - 普通型肝炎
  - 重型肝炎

肝硬化
- 门脉性肝硬化（重点）
- 坏死后性肝硬化

消化系统常见肿瘤
- 食管癌
- 胃癌（重点）
- 大肠癌
- 原发性肝癌（重点）

【重点与难点解析】

（一）本章的教学重点

1. 慢性胃炎　根据病理变化的不同，慢性胃炎可分为慢性浅表性胃炎、慢性萎缩性胃炎、慢性肥厚性胃炎等类型。

（1）慢性浅表性胃炎：又称为慢性单纯性胃炎，最常见。病变常见于胃窦部。

（2）慢性萎缩性胃炎：以胃黏膜萎缩变薄，黏膜腺体减少或消失并伴有肠上皮化生，固有层内有慢性炎症细胞浸润为特点。

肉眼观察：胃黏膜由正常的橘红色变为灰色或灰绿色，黏膜层变薄，黏膜皱襞变浅甚至消失，黏膜下血管清晰可见，偶可见出血及糜烂。

（3）慢性肥厚性胃炎：又称为巨大肥厚性胃炎，病因尚不明确。病变常见于胃底及胃体部。

2. 消化性溃疡　又称为溃疡病，是以胃或十二指肠黏膜形成慢性溃疡为特征的一种常见病。十二指肠溃疡比胃溃疡多见。消化性溃疡易反复发作，呈慢性经过，主要临床表现为周期性上腹部疼痛、反酸、嗳气等。

胃溃疡与十二指肠溃疡病理变化大致相同。

肉眼观察：胃溃疡多位于胃小弯近幽门侧，尤以胃窦部多见。溃疡常呈圆形或椭圆形缺损，直径多在 2cm 以内。溃疡边缘整齐，状似刀切。溃疡周围黏膜皱襞呈放射状向溃疡集中。溃疡底部平坦、洁净，常可穿越黏膜层、黏膜下层、肌层甚至浆膜层。

镜下观察：溃疡底部由胃腔表面向胃壁深部分为四层结构，即炎性渗出层、坏死组织层、肉芽组织层和瘢痕组织层。

十二指肠溃疡多发生于十二指肠球部前壁或后壁，一般较胃溃疡小而浅，直径多在 1cm 以内，较易愈合。

消化性溃疡的主要并发症有出血、穿孔、幽门梗阻、癌变，以出血最为常见。

3. 病毒性肝炎　由一组肝炎病毒感染引起的以肝细胞变性、坏死为主要病变的一种常见传染病。

主要临床表现为不同程度的食欲缺乏、厌油腻、乏力、肝大、肝区疼痛和肝功能障碍等。

各类肝炎病毒的传播途径不尽相同，甲型肝炎病毒（HAV）和戊型肝炎病毒（HEV）主要通过消化道传播；乙型肝炎病毒（HBV）、丁型肝炎病毒（HDV）和庚型肝炎病毒（HGV）主要通过血液和密切接触传播；丙型肝炎病毒（HCV）主要通过血液传播。

各型病毒性肝炎引起的病理变化和临床表现基本相同。

病毒性肝炎的病变特征是以肝细胞变性、坏死为主的变质性炎，伴有不同程度的炎症细胞浸润、肝细胞再生和纤维组织增生。

临床上病毒性肝炎分类：普通型肝炎，包括急性肝炎（黄疸型、无黄疸型）和慢性肝炎（轻度、中度、重度）；重型肝炎（急性、亚急性）。

（1）急性肝炎的病理变化：肉眼观察，肝体积大，表面光滑，被膜紧张，质较软。镜下观察，肝细胞广泛变性，坏死轻微，主要为点状坏死。

（2）慢性肝炎的病理变化

1）轻度慢性肝炎：肝细胞点状坏死，偶见轻度碎片状坏死，周围有少量纤维组织增生。肝小叶结构完整。

2）中度慢性肝炎：肝细胞变性、坏死较明显，有中度碎片坏死，出现特征性的桥接坏死，肝小叶内有纤维间隔形成，小叶结构大部分保存。

3）重度慢性肝炎：肝细胞变性、坏死严重且广泛，有重度碎片坏死及大范围桥接坏死，坏死区肝细胞结节状再生。大量纤维组织增生重新分隔肝小叶，出现肝硬化倾向。

（3）重型肝炎的病理变化

1）急性重型肝炎：肉眼观察，肝体积明显缩小，肝被膜皱缩，质地柔软。切面呈黄色或红褐色。

镜下观察，肝细胞呈弥漫性大片坏死，残留的肝细胞再生不明显。

2）亚急性重型肝炎：肉眼观察，肝体积缩小，被膜皱缩不平，质地略硬，呈黄绿色。

镜下观察，既有肝细胞大片坏死，又有肝细胞结节状再生。肝小叶内外可见淋巴细胞和单核细胞为主的炎症细胞浸润。较陈旧的病变区有明显的结缔组织增生。

4. 肝硬化 由各种病因引起的肝细胞弥漫性变性、坏死，纤维组织增生，肝细胞结节状再生。这三种病变反复交错进行，导致肝小叶结构破坏和肝血液循环途径改建，最终导致肝变形、变硬。

肝硬化类型复杂，国际上根据形态表现将其分为小结节型、大结节型、大小结节混合型和不全分隔型四型。我国常结合病因、病变特点及临床表现，将其分为门脉性肝硬化、坏死后肝硬化、胆汁性肝硬化、寄生虫性肝硬化和淤血性肝硬化等。

门脉性肝硬化是最常见的一种肝硬化，相当于国际分类的小结节型肝硬化。病毒性肝炎是我国门脉性肝硬化的主要病因，尤其是慢性乙型和丙型肝炎，与肝硬化的发生密切相关。慢性酒精中毒是肝硬化的另外一个重要因素。

肉眼观察：早期病变不明显。晚期：肝体积明显缩小，被膜增厚，重量减轻，质地变硬，表面及切面呈弥漫全肝的小结节。

镜下观察：肝硬化的病变特征是正常肝小叶结构破坏，被假小叶取代。假小叶指广泛增生的纤维组织将残存的和再生的肝细胞重新分割、包绕，形成大小不等的圆形或类圆形的肝细胞团。假小叶特征表现：假小叶内肝细胞索排列紊乱，可见变性、坏死及再生的肝细胞。假小叶内中央静脉缺如、偏位或两个以上包绕假小叶的纤维间隔宽窄较一致，内有少量淋巴细胞和单核细胞浸润，并可见小胆管增生。

门脉性肝硬化临床上主要表现为门静脉高压症和肝功能障碍。门静脉高压症主要临床表现有脾大、腹水、侧支循环形成和胃肠道淤血。肝功能障碍主要有蛋白质合成障碍，出现白蛋白/球蛋白比值下降甚至倒置；雌激素灭活减少，血中雌激素水平增加，可引起男性睾丸萎缩及乳腺发育、女性月经不调、蜘蛛痣、肝掌等表现；出血倾向；黄疸；血清酶活性改变和肝性脑病等表现。

坏死后肝硬化相当于国际形态学分类中的大结节型和大小结节混合型肝硬化，常见于亚急性重型肝炎、药物及化学物质中毒等，导致肝细胞大片坏死，进而出现肝细胞结节状再生而发展为坏死后肝硬化。

肉眼观察：肝体积缩小，尤以左叶为甚，重量减轻、质地变硬，表面有大小不等的结节。镜下观察：肝正常结构破坏，可见大小不等的假小叶。

坏死后肝硬化因肝细胞坏死严重，肝功能障碍明显且出现较早，癌变率较高，预后较差。

5. 食管癌　由食管黏膜上皮或腺体发生的恶性肿瘤，好发于三个生理性狭窄部，以中段最多见，其次为下段，上段最少。根据病理变化，结合临床表现和影像学检查，食管癌分为早期、中晚期。

早期癌：癌变处黏膜轻度糜烂或表面呈颗粒状、微小的乳头状，绝大部分为鳞状细胞癌。及时治疗后，预后较好，五年存活率达 90% 以上。

中晚期癌又称为进展期癌。此期患者多出现吞咽困难等典型的临床症状，根据肉眼形态特点可分为髓质型、蕈伞型、溃疡型和缩窄型四型。

（1）髓质型：最多见。癌组织在食管壁内浸润性生长，累及食管全周或大部分，管壁增厚、管腔狭窄。切面呈灰白色，质地较软，似脑髓，表面常有溃疡。

（2）蕈伞型：癌组织呈卵圆形扁平肿块，呈蘑菇状突入食管腔，表面有浅溃疡，边缘外翻，常侵犯食管管周的部分或大部。

（3）溃疡型：肿瘤表面形成形状不规则、边缘隆起、底部凹凸不平、深达食管肌层的较深溃疡，多浸润食管管周的一部分。

（4）缩窄型：癌组织质硬，内有明显的结缔组织增生并浸润食管全周，因而使局部食管壁呈环形狭窄，狭窄上端食管腔则明显扩张。

镜下观察：我国最常见的食管癌为鳞状细胞癌（约占 90% 以上），腺癌、腺鳞癌次之，其他类型少见。

淋巴转移为食管癌主要的转移方式，晚期可发生血行转移。

6. 胃癌　指胃黏膜上皮和腺上皮发生的恶性肿瘤，好发于胃窦部，尤以胃窦部小弯侧多见（约占 75%），胃底、贲门部和胃体部较少见，按照病程和病理变化可分为早期胃癌和中晚期胃癌两大类。

早期胃癌：癌组织浸润仅限于黏膜层或黏膜下层，无论有无淋巴结转移。在早期胃癌中，若直径<0.5cm 者称为微小癌，直径 0.6～1.0cm 者称为小胃癌。胃癌按肉眼形态可分为以下三种类型：隆起型、表浅型、凹陷型。镜下观察，早期胃癌管状腺癌多见，其次为乳头状腺癌，最少见者为未分化癌。

中晚期胃癌（进展期胃癌）：癌组织浸润超过黏膜下层的胃癌，常有局部蔓延或转移。肉眼观察可分息肉型或蕈伞形、溃疡型、浸润型。

（1）息肉型或蕈伞形：癌组织向胃腔内突起，呈息肉状或蕈伞状，表面常有深浅不一的溃疡。

（2）溃疡型：癌组织坏死脱落，形成边缘隆起的似火山口状或皿状的较深溃疡，直径多>2cm，边界不清，溃疡底部污秽、凹凸不平。

（3）浸润型：癌组织向胃壁内局限性或弥漫性浸润，与周围正常组织分界不清楚。其表面胃黏膜皱襞大部分消失，有时可见浅表溃疡。如为弥漫性浸润，可导致胃壁增厚变硬，胃腔变小，状如皮革，故可称为"革囊胃"。当癌细胞分泌大量黏液时，癌组织呈半透明的胶冻状，称为黏液癌。

胃癌按组织学形态和分化程度分类：乳头状腺癌、管状腺癌、低分化腺癌、未分化癌、黏液腺癌、印戒细胞癌等。

淋巴转移为胃癌主要转移途径，还可发生种植性转移；晚期也可发生血行转移。

7. 大肠癌　是大肠黏膜上皮和腺体发生的恶性肿瘤，包括结肠癌与直肠癌。大肠癌以直肠最为多见，其余依次为乙状结肠、盲肠、升结肠、横结肠、降结肠。

肉眼观察，一般分为四型：隆起型、溃疡型、浸润型、胶样型。

（1）隆起型：多发生在右侧大肠，肿瘤呈息肉状、扁平状或菜花状向肠腔内突起，可伴表浅溃疡、出血或坏死，多为分化较高的腺癌。

（2）溃疡型：较多见，肿瘤表面形成较深溃疡，直径多在2cm以上，呈火山口状。

（3）浸润型：多发生在左侧结肠，癌组织向肠壁深层弥漫浸润，常累及肠管全周，导致局部肠壁增厚、变硬，若同时伴有肿瘤间质结缔组织明显增多，则使局部肠管周径明显缩小，形成环状狭窄。

（4）胶样型：肿瘤表面及切面均呈半透明、胶冻状。此型少见，预后较差。

组织学类型有管状腺癌、黏液腺癌、印戒细胞癌、髓样癌、未分化癌、鳞状细胞癌等多种类型。临床上主要以管状腺癌多见。

淋巴转移为大肠癌主要转移途径，还可发生种植性转移；晚期也可发生血行转移。

8. 原发性肝癌　由肝细胞或肝内胆管上皮细胞发生的恶性肿瘤，根据组织学来源和特点可分为肝细胞癌、胆管细胞癌和兼有二者的混合细胞癌。

肝细胞癌发生于肝细胞，占原发性肝癌的90%以上，按肉眼形态分类：

（1）早期肝细胞癌：指单个癌结节直径在3cm以内或2个癌结节直径和在3cm以内的原发性肝癌，又称为小肝癌。癌结节多呈球形，灰白色，与周围组织分界清楚，切面无出血、坏死。

（2）中晚期肝细胞癌

1）结节型：最常见。肿瘤形成多个圆形或椭圆形的结节，散在分布，大小不等，直径一般在5cm以下，也可融合成较大结节。

2）弥漫型：癌组织弥散于肝内，无明显结节或结节极小，常发生在肝硬化基础上,形态上与肝硬化易混淆。此型较少见,占1%左右。

3)巨块型:肿瘤呈圆形,体积巨大,直径多>10cm,右叶多见。切面中心部常有出血、坏死。瘤体周围常有多少不一的卫星状癌结节。本型不合并或仅合并轻度肝硬化。

镜下观察:肝细胞癌分化程度差异较大。分化高者癌细胞异型性小,癌细胞排列呈巢状,血管多(似肝血窦),间质少。分化低者异型性明显,癌细胞大小不一,形态各异,可见瘤巨细胞或小癌细胞。

原发性肝癌可在肝内蔓延或转移;肝外可通过淋巴转移。晚期经肝静脉转移至肺、脑、骨等处,以肺转移最为多见。侵入到肝表面的癌细胞脱落后可形成种植性转移。

(二)本章的教学难点

1. 消化性溃疡的发生机制

(1)幽门螺杆菌感染在溃疡病的发生机制中具有重要作用:幽门螺杆菌主要通过释放细菌型血小板激活因子、尿素酶、蛋白酶、磷酸酯酶等,破坏黏膜防御屏障,导致胃酸直接接触上皮并进入黏膜内,使黏膜上皮细胞被破坏,诱发溃疡病发生。

(2)黏膜的抗消化能力减弱:正常胃和十二指肠黏膜通过胃黏膜分泌的黏液形成的黏液屏障和黏膜上皮细胞的脂蛋白形成的黏膜屏障,保护黏膜不被胃酸和胃蛋白酶消化。各种因素如吸烟、长期服用非固醇类药物如阿司匹林等,可破坏胃黏液或黏膜屏障,引起抗消化能力减弱,引发溃疡病。

(3)胃液的消化作用:在黏膜防御屏障削弱的基础上,胃酸和胃蛋白酶对胃壁或十二指壁组织不断进行的自我消化是溃疡病形成的主要原因。

(4)神经内分泌功能紊乱:消化性溃疡患者时常有精神过度紧张或忧虑,过度脑力劳动等现象。

(5)遗传因素。

2. 良、恶性溃疡的鉴别(表12-1)。

表12-1 良、恶性溃疡的鉴别

区别	良性溃疡(胃溃疡)	恶性溃疡(溃疡型胃癌)
外形	圆形或椭圆形	不规则、火山口状或皿状
大小	直径一般<2cm	直径一般>2cm
深度	较深	较浅
边缘	整齐、不隆起	不整齐、隆起
底部	较平坦	凹凸不平、有坏死出血
周围黏膜	黏膜皱襞向溃疡集中	黏膜皱襞中断、呈结节状肥厚

1. **消化系统正常解剖学结构**　消化系统由消化管和消化腺组成。消化管是口腔、食管、胃、小肠、大肠及肛门组成的连续性管道系统。消化腺包括唾液腺、肝、胰及消化管黏膜腺体等。

2. **消化系统正常的组织学结构**　消化管的主要组织学结构由黏膜层、黏膜下层、肌层和外膜组成。胃的黏膜层是单层柱状上皮，主要由表面黏液细胞、基底膜、固有层和黏膜肌层组成。表面黏液细胞分泌含高浓度碳酸氢盐的不可溶性黏液，有重要的保护作用。固有层有胃底腺，腺上皮由主细胞、壁细胞、颈黏液细胞、干细胞和内分泌细胞组成。主细胞分泌胃蛋白酶原，壁细胞能合成和分泌盐酸。

肝表面覆以富有弹性纤维的致密结缔组织被膜。肝门处的结缔组织伸入肝实质，分隔成许多肝小叶。肝小叶是肝的基本结构单位。肝小叶为多角棱柱体，轴心是中央静脉，四周肝板和肝血窦呈放射状排列，肝板指肝小叶内单行排列的肝细胞。肝小叶周边环形的肝板称界板。

3. **消化系统基本生理功能**　是食物的消化和吸收，供机体所需的物质和能量。食物中的营养物质除维生素、水和无机盐可以被直接吸收利用外，蛋白质、脂肪、糖类的物质均不能被机体直接吸收利用，须在消化管内被分解为结构简单的小分子物质，才能被吸收利用。食物在消化管内被分解成结构简单而可被吸收的小分子物质的过程称为消化。小分子物质透过消化管黏膜上皮细胞进入血液和淋巴液的过程是吸收。

【强化训练】

（一）名词解释

1. 消化性溃疡
2. 假小叶
3. 病毒性肝炎
4. 肝硬化

（二）填空题

1. 慢性胃炎根据病理变化不同，可分为_____、_____和_____。
2. 胃溃疡在镜下观察时，溃疡底部由胃腔表面向胃壁深部分为四层结构，分别是_____、_____、_____和_____。

3. 消化性溃疡的并发症主要有_____、_____、_____和_____。

4. 我国肝硬化的主要病因是_____。

5. 肝硬化时,肝功能障碍主要表现为_____、_____、_____、_____和_____。

6. 食管癌好发于_____。

7. 在早期胃癌中,若直径小于 0.5cm 者称为_____,直径 0.6~1.0cm 者称_____。

8. 大肠癌的好发部位为_____。

9. 肝细胞癌的肉眼类型可以分为_____、_____、_____和_____。其中_____最常见。

10. 胃癌的癌细胞分泌大量黏液时,癌组织呈半透明的胶冻状,称为_____。

（三）选择题

A1 型题

1. 下列不属于胃溃疡并发症的是
   A. 幽门梗阻　　　　　　　　　B. 出血
   C. 癌变　　　　　　　　　　　D. 反复发作
   E. 穿孔

2. 慢性萎缩性胃炎的好发部位
   A. 贲门　　　　　　　　　　　B. 胃大弯
   C. 胃体部　　　　　　　　　　D. 胃窦部
   E. 胃底部

3. 胃癌最主要的转移途径
   A. 直接蔓延　　　　　　　　　B. 种植性转移
   C. 血行转移　　　　　　　　　D. 淋巴转移
   E. 消化道转移

4. 我国门脉性肝硬化的常见原因
   A. 病毒性肝炎　　　　　　　　B. 慢性酒精中毒
   C. 毒物中毒　　　　　　　　　D. 营养缺乏
   E. 饮食不良

5. 胃溃疡的好发部位
   A. 胃大弯　　　　　　　　　　B. 幽门

C. 胃底部　　　　　　　　　　D. 胃小弯

E. 胃窦部

6. 假小叶的特征性病变除外

A. 广泛增生的纤维组织,分割包绕原有肝小叶

B. 小叶内中央静脉偏位或有 2 个以上

C. 小叶内中央静脉缺如

D. 小叶内有变性、坏死的肝细胞

E. 小叶内肝细胞呈放射状排列

7. 急性肝炎的坏死多为

A. 碎片状坏死　　　　　　　B. 凝固性坏死

C. 桥接坏死　　　　　　　　D. 大片坏死

E. 点状坏死

8. 大肠癌的好发部位是

A. 盲肠　　　　　　　　　　B. 乙状结肠

C. 直肠　　　　　　　　　　D. 升结肠

E. 降结肠

9. 食管癌的肉眼形态类型除外

A. 髓质型　　　　　　　　　B. 蕈伞形

C. 溃疡型　　　　　　　　　D. 缩窄型

E. 隆起型

10. 食管癌患者最典型的临床表现是

A. 疼痛　　　　　　　　　　B. 声音嘶哑

C. 恶心　　　　　　　　　　D. 进行性吞咽困难

E. 异物感

11. 以下属于癌前疾病的是

A. 慢性浅表性胃炎　　　　　B. 疣状胃炎

C. 肥厚性胃炎　　　　　　　D. 慢性萎缩性胃炎

E. 腐蚀性胃炎

12. 十二指肠溃疡最好发于

A. 十二指肠降部　　　　　　B. 十二指肠水平部

C. 十二指肠中部　　　　　　D. 十二指肠升部

E. 十二指肠球部

13. 下列不属于门静脉高压症表现的是
    A. 脾大
    B. 胃肠道淤血
    C. 食管静脉曲张
    D. 下肢静脉曲张
    E. 腹水

14. 胃黏膜活体组织检查出现肠上皮化生,很可能是
    A. 胃溃疡
    B. 胃癌
    C. 慢性浅表性胃炎
    D. 慢性肥厚性胃炎
    E. 慢性萎缩性胃炎

15. 关于急性肝炎的病变,错误的是
    A. 溶解性坏死
    B. 气球样变
    C. 肝细胞再生
    D. 结缔组织增生
    E. 嗜酸性变

16. 原发性肝癌的病理类型不包括
    A. 小肝癌型
    B. 结节性
    C. 巨块性
    D. 弥漫型
    E. 隆起性

17. 肝功能异常的表现,错误的是
    A. 白蛋白合成障碍
    B. 肝掌
    C. 黄疸
    D. 肝性脑病
    E. 凝血因子合成增多

18. 以下对十二指肠溃疡病变特点的描述,错误的是
    A. 溃疡多在十二指肠球部
    B. 十二指肠因肠壁较薄更易发生穿孔
    C. 癌变率较高
    D. 十二指肠溃疡表现为空腹痛或夜间痛
    E. 十二指肠溃疡直径多在1cm以内

19. 急性与亚急性重症肝炎最主要的区别是
    A. 病程长短
    B. 坏死范围
    C. 有无再生的肝细胞
    D. 炎症细胞的种类与数量
    E. 发病原因

20. 胃溃疡最常见的并发症的是
    A. 出血
    B. 穿孔

C. 幽门梗阻   D. 癌变

E. 疼痛

21. 门静脉高压症不包括

    A. 腹水   B. 脾大

    C. 胃肠道淤血   D. 黄疸

    E. 侧支循环形成

22. 食管癌的组织学类型最常见的是

    A. 鳞状细胞癌   B. 腺癌

    C. 腺鳞癌   D. 神经内分泌癌

    E. 黏液表皮样癌

23. 有关胃溃疡的描述，正确的是

    A. 好发于胃小弯近幽门处，直径在 2cm 以内

    B. 好发于胃小弯近贲门处，直径在 2cm 以内

    C. 好发于胃小弯近贲门处，直径在 2cm 以外

    D. 好发于胃小弯近幽门处，直径在 2cm 以外

    E. 好发于胃小弯近贲门处，溃疡周边不规则

24. 消化性溃疡底部由胃腔表面向胃壁深部分四层结构，依次为

    A. 炎性渗出层、坏死组织层、肉芽组织层、瘢痕组织层

    B. 炎性渗出层、肉芽组织层、坏死组织层、瘢痕组织层

    C. 炎性渗出层、肉芽组织层、瘢痕组织层、坏死组织层

    D. 坏死组织层、炎性渗出层、肉芽组织层、瘢痕组织层

    E. 肉芽组织层、炎性渗出层、坏死组织层、瘢痕组织层

25. 以下对胃溃疡描述错误的是

    A. 胃溃疡表现为餐后 1～2h 疼痛，为明显的"饱痛"

    B. 胃溃疡的疼痛是因为进餐后胃泌素分泌亢进，引起胃酸分泌增多、胃酸
       刺激溃疡局部的神经末梢以及胃壁平滑肌痉挛而致

    C. 胃溃疡的癌变率较十二指肠溃疡低

    D. 胃溃疡好发于胃小弯近幽门处，直径在 2cm 以内

    E. 胃溃疡发病与幽门螺杆菌感染有关

26. 以下不属于小肝癌特点的是

    A. 单个癌结节直径在 3cm 以下或 2 个癌结节直径在 3cm 以下

    B. 小肝癌多呈球形，周围组织分界清楚，切面均匀一致

C. 两个癌结节直径在 5cm 以下

D. 出血及坏死少见

E. 大多数病例属于早期肝细胞癌

27. 以下对慢性胃炎描述错误的是

A. 与幽门螺杆菌感染有关

B. 慢性萎缩性胃炎最常见

C. 慢性浅表性胃炎好发部位为胃窦部

D. 慢性萎缩性胃炎可发生恶性贫血，严重患者可能导致癌变

E. 患者可出现胃部不适、食欲缺乏、胃痛等临床表现

28. 急性肝炎的病理变化不包括

A. 肝体积大，表面光滑

B. 被膜紧张，质较软

C. 肝细胞广泛变性，以胞质疏松化和气球样变为主

D. 肝细胞坏死严重而且广泛，呈弥漫性大片坏死

E. 在汇管区及肝小叶内有轻度的炎症细胞浸润

29. 肝功能障碍的主要临床表现不包括

A. 白蛋白 / 球蛋白比值下降   B. 出血倾向

C. 肝掌   D. 黄疸

E. 腹水

30. 以下对食管癌描述错误的是

A. 食物中所含的亚硝酸盐较多（如腌制的酸菜），也可诱发食管癌

B. 与遗传因素有关

C. 进展期癌中髓质型最多见

D. 食管癌好发于三个生理性狭窄部，以上段最多见

E. 早期癌临床症状常不明显

A2 型题

31. 患者，男，35 岁，因上腹部不适，食欲减退来院就诊，被诊断为慢性胃炎。护士在对其进行宣教时，应该告知其与慢性胃炎的发病相关的细菌是

A. 溶血性链球菌   B. 大肠埃希菌

C. 空肠弯曲菌   D. 沙门菌

E. 幽门螺杆菌

32. 患者，男，50 岁，近 1 个月来自觉上腹部隐痛不适，食欲减退，并有反酸、嗳

气,服用抗酸药后未见好转;2d 前出现黑便,近 1 个月来体重明显下降。该患者考虑为

    A. 胃溃疡   B. 慢性萎缩性胃炎

    C. 肝硬化   D. 胃出血

    E. 胃癌

33. 患者,男,55 岁,患肝硬化 10 年,近 3h 呕血 2 次,每次量约 200ml。入院查体:BP 80/50mmHg,心率 150 次 /min,巩膜黄染,腹部移动性浊音(+),考虑该患者出现

    A. 胃溃疡   B. 肝硬化

    C. 胃癌   D. 食管 - 胃底静脉曲张破裂出血

    E. 肝癌

34. 孕妇,22 岁,孕 1 产 0,孕 20 周来院进行产前检查,HBsAg(+),HBeAg(+)HBcAg(+)。孕妇不断询问的乙肝垂直传播的途径不包括

    A. 乳汁传播   B. 产后接触母亲唾液传染

    C. 分娩时经过羊水传播   D. 粪 - 口传播

    E. 经胎盘传播

35. 患者,男,65 岁,胃溃疡病史 15 年。患者 1h 前,因大量饮酒后,突发上腹部剧烈疼痛,伴恶心、呕吐。全腹压痛、反跳痛、肌紧张。考虑患者出现的并发症是

    A. 穿孔   B. 出血

    C. 反复发作   D. 癌变

    E. 幽门狭窄

A3/A4 型题

36. 患者,男,68 岁,半年来常自觉上腹部不适,近半个月来加重,出现疼痛、食欲减退,并伴有反酸、嗳气,服用抗酸药后未见好转,2d 前出现黑便,近 1 个月来体重下降 5kg。

(1)初步考虑可能的诊断为

    A. 胃溃疡   B. 胃癌

    C. 胃出血   D. 肠梗阻

    E. 十二指肠溃疡

(2)为明确诊断,首先需要检查

    A. X 线钡餐检查   B. 胃镜检查

    C. B 超检查   D. 粪便隐血试验

E. 胃酸测定

（3）与该病发生无关的因素是

A. 胃溃疡
B. 内分泌紊乱

C. 长期食用腌制食品
D. 幽门螺杆菌感染

E. 慢性萎缩性胃炎

（4）若发生血行转移，最常见的转移部位是

A. 肺
B. 肝

C. 肾
D. 胰

E. 骨

37. 患者，男，75岁，肝硬化病史8年，腹水、脾大。

（1）与该病发生无关的因素是

A. 病毒性肝炎
B. 慢性酒精中毒

C. 长期服用损伤肝的药物
D. 营养不良

E. 幽门螺杆菌感染

（2）以下对肝硬化腹水描述错误的是

A. 为淡黄色透明的漏出液

B. 为淡黄色透明的渗出液

C. 肝对醛固酮和抗利尿激素灭活减少可致腹水形成

D. 门静脉系统的毛细血管内流体静压升高可致腹水形成

E. 血浆白蛋白合成减少可致腹水形成

（3）患者还可能出现以下临床表现，除外

A. "海蛇头"现象
B. 肝掌

C. 蜘蛛痣
D. 黄疸

E. 下肢静脉曲张

（4）肝硬化主要的病理变化是

A. 假小叶形成
B. 肝体积正常或略大

C. 被膜增厚
D. 肝重量减轻

E. 质地变硬

38. 患者，女，58岁，半年来，反复出现吞咽食物时有异物感或哽咽感，近半个月来症状明显加重，且出现胸骨后疼痛，体重明显下降。

（1）初步考虑的诊断是

A. 食管癌
B. 肺癌

C. 食管异物　　　　　　　　　D. 食管憩室

E. 食管狭窄

（2）该疾病最好发的部位是

A. 食管上段　　　　　　　　　B. 食管中段

C. 食管下段　　　　　　　　　D. 食管狭窄处

E. 食管末端

（3）该病常见的病因除外

A. 长期饮酒、吸烟　　　　　　B. 食管炎

C. 遗传因素　　　　　　　　　D. 幽门螺杆菌感染

E. 食入过热或粗糙饮食

39. 患者，男，72岁。患者近半个月来出现腹痛、便鲜血；入院进一步检查后，被确诊为大肠癌，杜克分期为B期。

（1）大肠癌最常见的好发部位是

A. 直肠　　　　　　　　　　　B. 乙状结肠

C. 盲肠　　　　　　　　　　　D. 降结肠

E. 横结肠

（2）大肠癌最常见的病理类型是

A. 管状腺癌　　　　　　　　　B. 黏液腺癌

C. 印戒细胞癌　　　　　　　　D. 髓样癌

E. 未分化癌

（3）以下描述符合大肠癌杜克分期B期的是

A. 癌组织限于黏膜层，未累及淋巴结

B. 癌组织侵及或穿透肌层

C. 癌已发生淋巴结转移

D. 癌已发生远隔器官转移

E. 重度上皮内瘤变

（4）大肠癌发生血行转移，最常转移的器官是

A. 肝　　　　　　　　　　　　B. 肾

C. 心　　　　　　　　　　　　D. 骨骼

E. 肺

（四）简答题

1. 简述慢性胃炎的常见类型及慢性萎缩性胃炎的病变特点。

2. 简述消化性溃疡的病理变化。

3. 简述肝硬化的概念及基本病理变化。

4. 简述病毒性肝炎的概念、类型及各型的病变特点。

5. 简述食管癌的类型及各型病变特点。

6. 简述胃癌的类型及各型病变特点。

7. 简述大肠癌的类型及各型病变特点。

8. 简述肝癌的类型及各型病变特点。

（蔺媛媛）

第十三章 | 泌尿系统疾病

【学习要点】

1. 掌握肾小球肾炎、肾盂肾炎、肾细胞癌、膀胱癌的类型及各型病理变化。
2. 熟悉肾小球肾炎、肾盂肾炎、肾细胞癌、膀胱癌的病理与临床联系；肾细胞癌、膀胱癌的转移与扩散。
3. 了解肾小球肾炎、肾盂肾炎、肾细胞癌、膀胱癌的病因及发病机制。

【学习纲要】

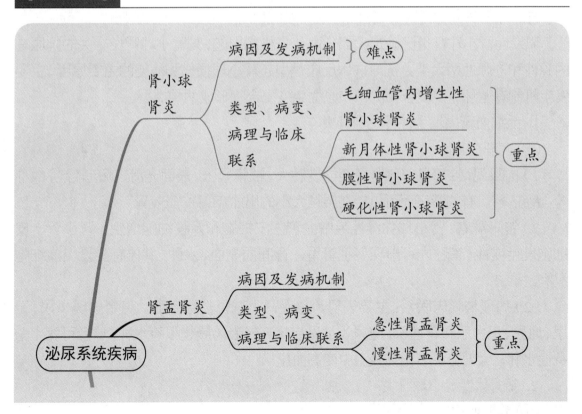

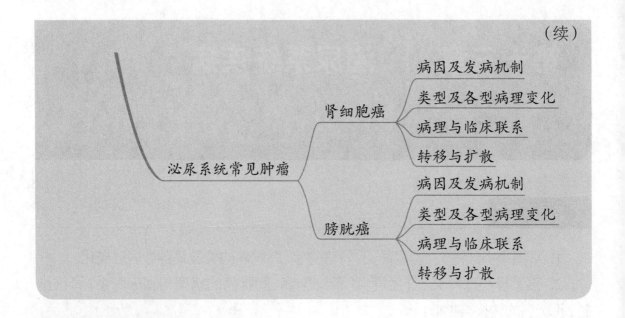

（续）

病因及发病机制
类型及各型病理变化
肾细胞癌
病理与临床联系
转移与扩散

泌尿系统常见肿瘤

病因及发病机制
类型及各型病理变化
膀胱癌
病理与临床联系
转移与扩散

【重点与难点解析】

（一）肾小球肾炎

肾小球肾炎简称为肾炎，指以肾小球损伤和病变为主的一组疾病。

原发性肾小球肾炎已确定大部分由免疫机制引起，与肾小球肾炎有关的抗原有内源性和外源性两大类。抗原抗体反应是引起肾小球损伤和病变的主要原因，主要发生机制有循环免疫复合物沉积和原位免疫复合物形成两种类型。

1. 毛细血管内增生性肾小球肾炎

（1）病理变化

1）肉眼观察：可见双侧肾轻至中度肿大，被膜紧张，表面光滑、颜色较红，故称为"大红肾"。有的肾表面可见散在粟粒大小的出血点，称"蚤咬肾"。

2）镜下观察：肾小球弥漫性毛细血管内皮细胞和系膜细胞增生。肾小管上皮细胞发生变性，管腔内可出现多种管型。肾间质充血、水肿，并伴有少量炎症细胞浸润。

（2）病理与临床联系：主要表现为急性肾小球肾炎综合征。患者出现少尿、无尿、血尿、蛋白尿和管型尿，血尿为常见症状。轻者为晨起眼睑水肿，重者可发生全身性水肿。大部分患者出现轻至中度高血压。

2. 新月体性肾小球肾炎

（1）病理变化

1）肉眼观察：可见体积增大，颜色苍白，表面可有点状出血。

2）镜下观察：肾小囊壁层上皮细胞增生，层层堆积形成新月体或环状体。肾小管上皮细胞变性，部分肾小管上皮细胞萎缩甚至消失。肾间质水肿，炎症细胞浸润，后期发生纤维化。

（2）病理与临床联系：主要表现为急进性肾炎综合征。常表现为血尿，中度蛋白尿，并有不同程度的高血压。由于大量新月体形成，肾小囊闭塞，患者迅速出现少尿、无尿和氮质血症，并发展为尿毒症。

3. 膜性肾小球肾炎

（1）病理变化

1）肉眼观察：双侧肾弥漫性体积增大，重量增加，颜色呈苍白色，称为"大白肾"。

2）镜下观察：肾小球基底膜呈均匀一致的弥漫性增厚，呈车轨状。电镜下早期肾小球毛细血管基底膜弥漫性增生、增厚。中期基底膜外侧呈钉状或梳齿状增生，穿插在免疫复合物之间。晚期钉状或梳齿状突起的外侧相互融合，使基底膜弥漫增厚。基底膜内免疫复合物溶解致虫蚀状缺损。

（2）病理与临床联系：临床上主要为肾病综合征，出现"三高一低"的表现，即大量蛋白尿、低蛋白血症、高度水肿和高脂血症。

4. 硬化性肾小球肾炎

（1）病理变化

1）肉眼观察：双侧肾对称性体积缩小，颜色苍白，质地变硬，表面呈弥漫性细颗粒状，称为继发性颗粒性固缩肾。

2）镜下观察：病变的肾小球纤维化及玻璃样变，所属肾小管萎缩、消失。残存的肾小球发生代偿性肥大，肾小管代偿性扩张，管腔可见各种管型。间质纤维组织增生，并且有大量淋巴细胞及浆细胞浸润。

（2）病理与临床联系：主要表现为慢性肾炎综合征。出现多尿、夜尿及低比重尿。可出现高血压、贫血、氮质血症和尿毒症。

5. 原发性肾小球肾炎常见类型特点小结见表 13-1。

表 13-1　原发性肾小球肾炎常见类型

类型	发病机制	主要病变特点			主要临床表现
		肉眼	光镜	电镜	
毛细血管内增生性肾小球肾炎	循环免疫复合物沉积	"大红肾"或"蚤咬肾"	毛细血管内皮细胞和系膜细胞增生	基膜与足突细胞间驼峰状电子致密物沉积	急性肾小球肾炎综合征

| 类型 | 发病机制 | 主要病变特点 | | | 主要临床表现 |
		肉眼	光镜	电镜	
新月体性肾小球肾炎	抗基膜型、免疫复合物型、免疫反应不明显型	体积增大，颜色苍白，表面可有点状出血	肾小囊壁层上皮细胞增生，新月体或环状体形成	基膜局灶性破坏或缺损，部分病例电子致密沉积	急进性肾炎综合征
膜性肾小球肾炎	自身抗体与足突抗原或植入抗原原位反应	"大白肾"	镀银染色基膜形成钉状突起，肾小球无炎症反应	基膜增厚及虫蚀状缺损	肾病综合征
硬化性肾小球肾炎	各型肾小球肾炎晚期	继发性颗粒性固缩肾	多数肾单位萎缩、硬化，残存肾单位代偿肥大		慢性肾炎综合征、慢性肾衰竭

（二）肾盂肾炎

肾盂肾炎是肾盂、肾间质和肾小管的炎症性疾病，主要由大肠埃希菌等革兰氏阴性菌引起。感染途径有上行和下行（血源性）感染，其中上行感染是引起肾盂肾炎的主要感染途径。

1. 急性肾盂肾炎

（1）病变特点：肾盂、肾间质和肾小管的化脓性炎。

（2）病理变化

1）肉眼观察：肾表面充血，散在、稍隆起的黄白色小脓肿。肾盂黏膜充血、水肿，表面有脓性渗出物。

2）镜下观察：肾盂黏膜充血、水肿，肾盂及肾间质有大量中性粒细胞浸润。

（3）病理与临床联系：肾肿大，腰部酸痛和肾区叩痛，并有尿频、尿急和尿痛等膀胱和尿道的刺激症状。尿液检查显示脓尿、菌尿、蛋白尿和管型尿。

2. 慢性肾盂肾炎

（1）病变特点：肾盂、肾间质的慢性炎症。

（2）病理变化

1）肉眼观察：一侧或双侧肾体积缩小，两侧肾不对称，表面出现不规则的凹陷性瘢痕。

2）镜下观察：病变的肾小球发生纤维化和玻璃样变性，所属肾小管萎缩消失，部分残存肾小球代偿性肥大，肾小管代偿性扩张。肾盂和肾盏黏膜及黏膜下纤维组织增生，慢性炎症细胞浸润。

（3）病理与临床联系：起病缓慢，若急性发作，症状与急性肾盂肾炎相似。早期表现多尿和夜尿，晚期可出现高血压、氮质血症和尿毒症等。

（三）泌尿系统常见肿瘤

1. 肾细胞癌

（1）好发部位：肾上、下两极，上极多见。

（2）病理变化：常表现为单个圆形、椭圆形肿物，切面呈淡黄色或灰白色，伴有灶状出血、坏死、软化或钙化等，可呈红、黄、灰、白等多彩性外观特征。

镜下观察：组织学类型主要有透明细胞癌、乳头状癌和嫌色细胞癌。

1）透明细胞癌：最常见。肿瘤细胞体积较大，圆形或多边形，胞质丰富，透明或颗粒状。

2）乳头状癌：肿瘤细胞呈立方状或矮柱状，乳头状排列。乳头中轴间质内常见砂粒体和泡沫细胞。

3）嫌色细胞癌：肿瘤细胞大小不一，细胞膜较明显，胞质淡染或略嗜酸性，核周常有空晕。

（3）病理与临床联系：间歇无痛性血尿是其主要症状。腰痛、肾区肿块和血尿为具有诊断意义的三个典型症状，可出现多种副肿瘤综合征。

（4）转移与扩散：转移最常发生于肺和骨，也可发生于局部淋巴结、肝、肾上腺和脑。肾细胞癌患者的预后较差。

2. 膀胱癌

（1）好发部位：膀胱侧壁和膀胱三角区近输尿管开口处。

（2）病理变化

1）肉眼观察：分化较好者呈乳头状、息肉状或菜花状，底部有蒂与膀胱壁相连，分化较差者常呈扁平状或斑块状突起，基底宽，无蒂。切面灰白色，可有出血、坏死及溃疡。

2）镜下观察：癌细胞核浓染，部分细胞异型性明显，核分裂象较多，可有病理性核分裂象。

（3）病理与临床联系：无痛性血尿是膀胱癌最常见和最突出的症状。肿瘤侵犯膀胱壁出现尿频、尿急和尿痛等膀胱刺激症状。肿瘤阻塞输尿管开口时可引起肾盂积水、肾盂肾炎，甚至肾盂积脓。

（4）转移与扩散：膀胱癌可累及邻近的前列腺、精囊和输尿管等，约40%可发生局部淋巴结转移，晚期可发生血行转移，常累及肝、肺和骨髓等。

【相关知识衔接】

（一）肾单位

肾单位是肾结构和功能的基本单位。人体的两侧肾共有约200万个肾单位。肾的代偿功能很强，部分肾单位损伤后，其功能可由其他肾单位代偿。肾单位由肾小球（又称为肾小体）和肾小管两部分构成。

1. 肾小球　由血管球和肾小囊组成。血管球由盘曲的毛细血管袢构成。血管极有入球小动脉进入血管球，分成4～5个初级分支，每个分支再分出数个网状吻合的毛细血管袢。初级分支及其所属分支构成血管球的小叶或节段。小叶的毛细血管汇集成数支微动脉，后者汇合成出球小动脉，从血管极离开肾小球。

肾小球毛细血管壁为滤过膜，由毛细血管内皮细胞、基膜和脏层上皮细胞构成。毛细血管间的肾小球系膜构成小叶的中轴。系膜由系膜细胞和基膜样的系膜基质构成。系膜细胞具有收缩、吞噬、增殖、合成系膜基质和胶原等功能，并能分泌多种生物活性介质。

肾小囊内层为脏层上皮细胞，外层为壁层上皮细胞。壁层为单层扁平上皮，脏层为形状特殊的足细胞。脏、壁两层细胞构成球状囊，其尿极与近曲小管相连。

2. 肾小管　是与肾小囊壁层相连的一条细长上皮性小管，具有重吸收、排泄和分泌作用。肾小管按不同的形态结构，分布位置和功能分成三部分：近端小管、髓袢和远端小管。近端小管的功能主要是重吸收。远曲小管的功能是继续吸收水和钠离子，并向管腔内分泌钾离子、氢离子和氨，这对维持血液的酸碱平衡有重要作用，肾上腺分泌的醛固酮和垂体后叶的抗利尿激素对此段有调节作用。

（二）炎症局部的基本病理变化

炎症局部的基本病理变化包括变质、渗出、增生。弥漫性毛细血管内增生性肾小球肾炎病变主要以增生性病变为主，以肾小球毛细血管内皮细胞和系膜细胞增生为主。新月体性肾小球肾炎增生的细胞为肾小囊壁层上皮细胞。急性肾盂肾炎为化脓性炎，表现为肾盂黏膜充血、水肿，并有大量中性粒细胞浸润；肾间质内大量中性粒细胞浸润，并形成大小不等的脓肿。

（一）名词解释

1. "蚤咬肾"

2. 新月体

3. 继发性颗粒性固缩肾

4. 肾病综合征

5. 肾盂肾炎

（二）填空题

1. 肾的基本结构和功能单位是_____。

2. 毛细血管内增生性肾小球肾炎的病变特点是毛细血管_____和_____增生。

3. 新月体性肾小球肾炎主要病变特点是_____增生。

4. 膜性肾小球肾炎临床常表现为肾病综合征，即_____、_____、_____和_____。

5. 引起肾盂肾炎的主要感染途径是_____。

6. 肾细胞癌具有诊断意义的三个典型症状_____、_____和_____。

7. 膀胱癌 90% 为移行细胞癌，多发生于_____。

8. 膀胱癌最常见和最早出现的症状是_____。

9. 肾细胞癌最常发生转移的器官是_____和_____。

（三）选择题

A1 型题

1. 与循环免疫复合物引起的肾小球肾炎不符的是

    A. 肾小球性抗原引起

    B. 非肾小球性抗原引起

    C. 抗原与抗体在血液循环中结合形成免疫复合物

    D. 抗原抗体复合物沉积于肾小球引起炎症

    E. 免疫复合物的大小、所带电荷在发病中起重要作用

2. 肾小球肾炎所累及的主要部位是

    A. 双侧肾的肾小球

    B. 双侧肾的肾小管

    C. 双侧肾的集合管

    D. 双侧肾的间质

    E. 双侧肾的肾单位

3. 毛细血管内增生性肾小球肾炎是一种
    A. 以变质为主的炎症   B. 以渗出为主的炎症
    C. 以增生为主的炎症   D. 以出血为主的炎症
    E. 化脓性炎

4. 急性肾盂肾炎是一种
    A. 变态反应性疾病   B. 肾盂和肾间质的纤维蛋白性炎
    C. 肾盂和肾间质的化脓性炎   D. 主要发生在肾小球的化脓性炎
    E. 肉芽肿性炎

5. 常导致急性肾衰竭的肾小球肾炎是
    A. 新月体性肾小球肾炎   B. 毛细血管内增生性肾小球肾炎
    C. 膜性肾小球肾炎   D. 硬化性肾小球肾炎
    E. 局灶性肾小球肾炎

6. 引起肾体积明显缩小的病变是
    A. 肾坏死   B. 肾结核
    C. 肾脓肿   D. 肾结石
    E. 硬化性肾小球肾炎

7. 急性肾盂肾炎一般不引起
    A. 发热、寒战、白细胞增高   B. 腰痛
    C. 脓尿、菌尿、蛋白尿   D. 尿频、尿急、尿痛
    E. 尿毒症

8. 膀胱癌的好发部位是
    A. 随机发生   B. 膀胱侧壁和三角区
    C. 膀胱颈   D. 膀胱后壁
    E. 膀胱前壁

9. 毛细血管内增生性肾小球肾炎的镜下主要变化是
    A. 肾小球间质中结缔组织增生
    B. 部分肾小球萎缩纤维化,部分肾小球代偿性肥大
    C. 肾小球毛细血管壁增厚
    D. 肾小球毛细血管内皮细胞及系膜细胞增生
    E. 肾小球壁层上皮细胞增生

10. 下列病原体,主要与急性肾小球肾炎感染有关的是
    A. 病毒   B. 金黄色葡萄球菌

C. 铜绿假单胞菌   D. A群乙型溶血性链球菌

E. 真菌

11. 硬化性肾小球肾炎的肾表现为

    A. 大红肾   B. 继发性颗粒性固缩肾

    C. 大白肾   D. 蚤咬肾

    E. 瘢痕性固缩肾

12. 肾盂肾炎主要的感染途径是

    A. 上行感染   B. 血源性感染

    C. 邻近器官炎症的蔓延   D. 医源性感染

    E. 多途径感染

13. 关于慢性肾盂肾炎的叙述，正确的是

    A. 肉眼观表现为颗粒性固缩肾

    B. 无肾小管功能障碍

    C. 小血管常有纤维蛋白样坏死

    D. 均由急性肾盂肾炎转变而来

    E. 肾凹陷性瘢痕，肾盂肾盏变形

14. 硬化性肾小球肾炎尿的变化是

    A. 蛋白尿   B. 少尿、无尿

    C. 多尿、夜尿   D. 管型尿

    E. 血尿

15. 急性肾盂肾炎的基本病变是

    A. 化脓性炎   B. 变态反应性炎

    C. 增生性炎   D. 变质性炎

    E. 纤维蛋白性炎

16. 膀胱癌最常见的组织学类型是

    A. 鳞状细胞癌   B. 腺癌

    C. 移行细胞癌   D. 基底细胞癌

    E. 混合型

17. 下列关于肾细胞癌的特点叙述，错误的是

    A. 肾上下极多见   B. 多呈明显浸润性生长，边界不清

    C. 早期即可发生血行转移   D. 癌组织间质少

    E. 肉眼表现为多彩性外观

18. 新月体性肾小球肾炎的主要病变是
    A. 中性粒细胞渗出于肾小囊内
    B. 肾小囊壁层上皮细胞增生
    C. 肾小囊脏层上皮细胞增生
    D. 毛细血管纤维蛋白样坏死
    E. 毛细血管基底膜增厚

19. 肾病综合征的临床表现是
    A. 高血压
    B. 高蛋白血症
    C. 高度水肿
    D. 低脂血症
    E. 肉眼血尿

20. 急性肾小球肾炎肉眼变化主要呈现
    A. 大白肾
    B. 蚤咬肾和大红肾
    C. 多发性小脓肿
    D. 多囊肾
    E. 固缩肾

21. 膜性肾小球肾炎的病变特点是
    A. 毛细血管基底膜增厚，滤过率降低
    B. 毛细血管基底膜增厚，通透性增加
    C. 毛细血管基底膜增厚呈车轨状
    D. 毛细血管基底膜增厚，系膜增生
    E. 毛细血管基底膜变薄、断裂

22. 引起肾盂肾炎主要的病原菌是
    A. 肺炎链球菌
    B. 葡萄球菌
    C. 变形杆菌
    D. 淋球菌
    E. 大肠埃希菌

23. 泌尿道最多见的恶性肿瘤是
    A. 肾细胞癌
    B. 肾母细胞瘤
    C. 膀胱癌
    D. 膀胱平滑肌肉瘤
    E. 膀胱移行细胞乳头状瘤

24. 毛细血管内增生性肾小球肾炎和急性肾盂肾炎尿液检查最大的不同是
    A. 红细胞
    B. 白细胞
    C. 管型
    D. 细菌
    E. 蛋白质

25. 肾细胞癌最常见的组织学类型是
    A. 透明细胞癌
    B. 颗粒细胞癌

C. 颗粒细胞癌和透明细胞癌并存　　D. 未分化癌

E. 乳头状囊腺癌

A2 型题

26. 患者，女，56 岁，患有原发性高血压、冠心病，死于急性心肌梗死。尸检发现两肾大小不等，右侧肾稍大，表面光滑，切面皮髓分界清楚。左肾明显缩小，表面高低不平，有不规则的凹陷性瘢痕，切面皮髓界限不清，有的肾乳头萎缩，肾盂变形，黏膜粗糙。此肾的病变属于的疾病是

A. 高血压固缩肾　　　　　　　　　B. 动脉粥样硬化性固缩肾

C. 动脉栓塞后肾硬化　　　　　　　D. 慢性肾盂肾炎

E. 左肾先天发育不全

27. 患者，女，40 岁，临床表现为肾病综合征，肾穿刺活检，银染色见肾小球基底膜呈车轨状。最大可能是

A. 新月体性肾小球肾炎　　　　　　B. 膜性肾小球肾炎

C. 肺出血肾炎综合征　　　　　　　D. 毛细血管内增生性肾小球肾炎

E. 硬化性肾小球肾炎

28. 患儿，男，7 岁，全身水肿，有血尿，少尿症状 4d 入院。经肾穿刺检查发现肾小球内有新月体形成。应诊断为

A. 毛细血管内增生性肾小球肾炎　　B. 急进性肾小球肾炎

C. 膜性肾小球肾炎　　　　　　　　D. IgA 肾病

E. 慢性肾小球肾炎

29. 患者，男，46 岁，进行检查时发现尿中蛋白尿超过 4g/d，血脂增高，血浆白蛋白低于 30g/L。该患者最可能患有的疾病是

A. 肝硬化　　　　　　　　　　　　B. 高血压

C. 肾病综合征　　　　　　　　　　D. 急性肾炎

E. 急性肾盂肾炎

A3/A4 型题

30. 患儿，男，6 岁，因眼睑水肿、尿少 4d 入院。7d 前曾发生上呼吸道感染。体格检查：眼睑水肿，咽部红肿，心肺无异常，血压 126/91mmHg。实验室检查：尿常规示红细胞（++），尿蛋白（++），红细胞管型（0～3）/HP；24h 尿量 350ml，尿素氮 11.4mmol/L，血肌酐 170μmol/L。B超检查：双肾对称性增大。

（1）根据病史，患者所患疾病可能是

A. 急性肾小球肾炎　　　　　　　　B. 急进性肾小球肾炎

C. 肾病综合征   D. 慢性肾小球肾炎

E. 急性肾盂肾炎

（2）下列病原体，主要与该疾病感染有关的是

A. 病毒   B. 真菌

C. 铜绿假单胞菌   D. A群乙型溶血性链球菌

E. 金黄色葡萄球菌

（3）该患者肾的病理变化是

A. 肾小球间质中结缔组织增生

B. 部分肾小球萎缩纤维化，部分肾小球代偿性肥大

C. 肾小球毛细血管壁增厚

D. 肾小球毛细血管内皮细胞及系膜细胞增生

E. 肾小球壁层上皮细胞增生

（四）简答题

1. 简述弥漫性毛细血管内增生性肾小球肾炎的病理变化。

2. 简述硬化性肾小球肾炎的病理变化。

3. 简述急性肾盂肾炎的病理变化。

4. 简述肾细胞癌的组织学类型及特点。

（徐威威）

第十四章 | 传 染 病

【学习要点】

1. 掌握结核病的基本病理变化、基本病变转归;原发性肺结核、继发性肺结核的病理变化;细菌性痢疾的类型及病理变化;梅毒的类型、分期及各期病理变化;艾滋病的病理变化。

2. 熟悉流行性乙型脑炎、流行性脑脊髓膜炎、手足口病、淋病、尖锐湿疣、狂犬病的病理变化、病理与临床联系;细菌性痢疾、梅毒的病理与临床联系。

3. 了解结核病、流行性乙型脑炎、流行性脑脊髓膜炎、细菌性痢疾、手足口病、性传播疾病、狂犬病等常见传染病的病因及发病机制。

【学习纲要】

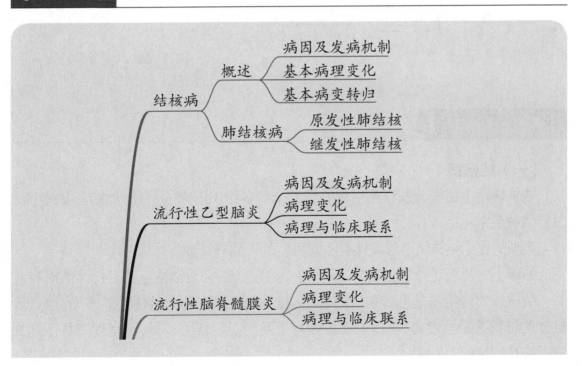

（续）

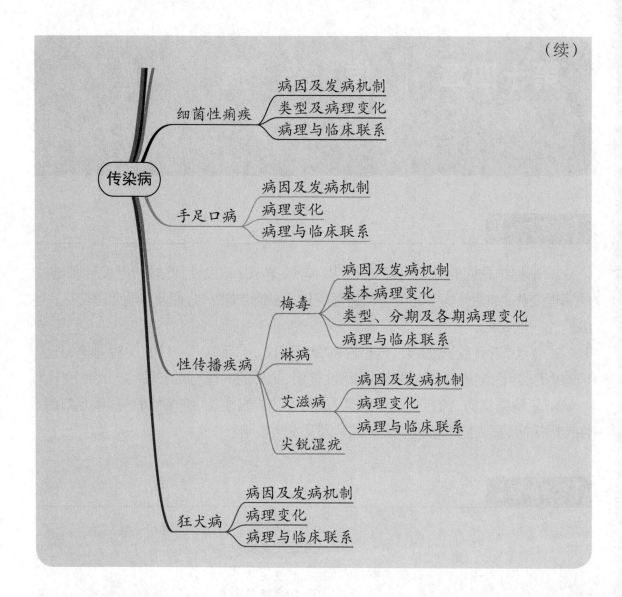

【重点与难点解析】

（一）结核病

结核病是由结核分枝杆菌引起的累及全身各组织器官的一种慢性肉芽肿性炎，以肺结核最常见。

典型病变为结核结节形成伴有不同程度的干酪样坏死。

临床上主要表现为午后低热，夜间盗汗，疲乏无力，食欲缺乏及进行性消瘦等。

结核病的传染源是患者和带菌者，结核分枝杆菌主要通过呼吸道感染，因进入机体的细菌数量及毒力、机体的反应性和累及的组织特性不同，可呈现三种不同的病理变化，具体见表14-1。

表 14-1　结核病基本病变与机体免疫状态的关系

类型	机体状态		结核分枝杆菌		病理特征
	免疫力	变态反应	菌量	毒力	
渗出为主	低	较强	多	强	浆液性或浆液纤维蛋白渗出
增生为主	较强	较弱	少	较低	结核结节
坏死为主	低	强	多	强	干酪样坏死

　　结核结节又称为结核性肉芽肿。肉眼观察：单个结核结节很小，肉眼不易看见；几个结节融合成较大结节时才能见到，约粟粒大小，呈灰白透明状，有干酪样坏死时则略呈黄色，境界清楚，微隆起于脏器表面。镜下观察：结核结节是在细胞免疫的基础上形成的，由上皮样细胞、朗汉斯巨细胞加上外周局部集聚的淋巴细胞和少量反应性增生的成纤维细胞构成，典型的结节中央有干酪样坏死。

　　结核病的基本病变转归包括转向愈合（吸收、消散；纤维化、纤维包裹及钙化）和转向恶化（浸润进展；溶解播散）。

　　肺结核病包括原发性肺结核和继发性肺结核。原发性肺结核是机体第一次感染结核分枝杆菌所引起的肺结核病，多见于儿童。病变特点是原发复合征形成（结核病时肺的原发病灶、结核性淋巴管炎、肺门淋巴结结核）。大多数自然愈合，少数通过血行播散引起血行播散性肺结核。

　　继发性肺结核是机体再次感染结核分枝杆菌所引起的肺结核病，多见于成人。继发性肺结核包括局灶性肺结核、浸润性肺结核、慢性纤维空洞性肺结核、干酪性肺炎、结核球、结核性胸膜炎。浸润性肺结核是临床上最常见的活动性、继发性肺结核。结核球又称为结核瘤，是由纤维包裹的孤立的境界分明的干酪样坏死灶，直径2～5cm，多为单个，病变相对静止，临床上多无症状。

　　原发性与继发性肺结核的区别见表 14-2。

表 14-2　原发性与继发性肺结核比较

比较	原发性肺结核	继发性肺结核
结核分枝杆菌感染	初次	再次
发病人群	儿童	成人
对结核分枝杆菌的免疫力或致敏性	无	有
病变起始部位	上叶下部，下叶上部近胸膜处	肺尖部

比较	原发性肺结核	继发性肺结核
病变特征	原发复合征	病变多样,新旧病灶并存
主要播散途径	淋巴道或血行	支气管
病程	短,大多自愈	长,需治疗

（二）流行性乙型脑炎

流行性乙型脑炎是由乙型脑炎病毒感染引起的以中枢神经系统神经细胞变性、坏死为主的变质性炎,简称为乙脑,为虫媒传播（库蚊）,夏秋季多发。临床表现为高热、嗜睡、抽搐、昏迷等。

1. 肉眼观察　脑膜血管扩张、充血,脑组织水肿。

2. 镜下观察

（1）神经细胞变性、坏死。由增生的少突胶质细胞围绕在变性、坏死的神经细胞周围的现象,称为神经细胞卫星现象。由增生的小胶质细胞和中性粒细胞侵入变性、坏死的神经细胞内,称为噬神经细胞现象。

（2）软化灶形成（有助于乙脑诊断）。神经组织局灶性液化坏死后,形成边界清楚、质地疏松、染色较浅的筛网状病灶,称为筛状软化灶。

（3）胶质细胞增生。

（4）血管变化和炎症反应。浸润的炎症细胞围绕在血管周围,形成淋巴细胞"袖套"状浸润。

3. 病理与临床联系

（1）病毒血症表现。

（2）中枢神经系统症状。

（3）颅内压升高。

（4）脑膜刺激征。

（5）脑脊液检查异常。

其典型病例病程分为初期、极期、恢复期、后遗症期。

（三）流行性脑脊髓膜炎

流行性脑脊髓膜炎是由脑膜炎奈瑟菌引起的脑脊髓膜的急性化脓性炎,简称为流脑,由飞沫经呼吸道传播,散发,多见于冬春季。临床表现：高热、头痛、呕吐、皮肤黏膜瘀点、瘀斑、脑膜刺激征。其病情发展过程分为上呼吸道感染期、败血症期、脑膜炎期。

脑脊髓膜病理变化：肉眼观察可见脑脊髓膜血管高度扩张、充血，蛛网膜下腔充满脓性渗出物；镜下观察可见蛛网膜、软脑膜血管高度扩张、充血，蛛网膜下腔增宽，其内可见大量中性粒细胞、纤维蛋白和少量单核细胞、淋巴细胞渗出，脑实质一般不受累。可根据其临床病程及病理变化特点，分为普通型与暴发型。

（四）细菌性痢疾

细菌性痢疾简称为菌痢，是由痢疾杆菌所引起的一种假膜性肠炎。病变多局限于结肠，以大量纤维蛋白渗出形成假膜为特征，假膜脱落形成不规则浅表溃疡。临床主要表现为腹痛、腹泻、里急后重、黏液脓血便等。

细菌性痢疾的病变主要发生于大肠，尤以乙状结肠和直肠为重。急性细菌性痢疾典型病变过程为初期的急性卡他性炎，随后的特征性假膜性炎和溃疡形成，最后愈合。

菌痢病程超过 2 个月者称为慢性细菌性痢疾。慢性细菌性痢疾新旧病灶同时存在。慢性溃疡边缘常不规则，黏膜常过度增生而形成息肉。肠壁各层有慢性炎症细胞浸润和纤维组织增生，乃至瘢痕形成，使肠壁不规则增厚、变硬，严重者可致肠腔狭窄。

中毒性细菌性痢疾起病急骤，全身中毒症状严重，但肠道病变和症状轻微，多见于 2～7 岁儿童，发病后数小时即可出现感染性休克或呼吸衰竭而死亡。病原菌常为毒力较低的福氏或宋氏志贺菌。

（五）手足口病

手足口病是由肠道病毒引起的急性发热出疹性疾病。发病人群以 5 岁以下儿童为主，同一儿童可因感染不同血清型的肠道病毒而多次发病。由于病毒的传染性很强，常造成流行。大多数患者症状轻微，主要表现为口腔和四肢末端的斑丘疹、疱疹，少数可出现无菌性脑膜炎、脑干脑炎、脑脊髓炎、急性弛缓性瘫痪、神经源性肺水肿或肺出血、心力衰竭、呼吸衰竭等重症表现，病情进展迅速甚至导致死亡。

（六）性传播疾病

性传播疾病指通过性接触而传播的一类疾病，简称为性病。

1. 梅毒　是由梅毒螺旋体引起的慢性性传播疾病。95% 以上通过性接触传播，少数可因输血、接吻、医务人员不慎感染等直接接触传播（后天性梅毒）。梅毒螺旋体还可经胎盘感染胎儿（先天性梅毒）。梅毒患者为唯一的传染源。

（1）梅毒的基本病理变化是闭塞性动脉内膜炎和小血管周围炎以及树胶样肿。

闭塞性动脉内膜炎指小动脉内皮细胞及纤维细胞增生，管壁增厚、血管腔狭窄闭塞。小动脉周围炎指单核细胞、淋巴细胞和浆细胞围管性浸润。浆细胞恒定出现是本病的病变特点之一。此类病变可见于各期梅毒。

树胶样肿又称为梅毒瘤，是梅毒的特征性病变，仅见于三期梅毒。病灶灰白色，大小不一，小者仅镜下可见，大者可达数厘米。因其质韧而有弹性，如树胶，故而得名树胶样肿。镜下结构颇似结核结节，中央为凝固性坏死，形态类似干酪样坏死，但坏死不如干酪样坏死彻底，弹力纤维尚保存。

（2）后天性梅毒分一、二、三期。一、二期梅毒称为早期梅毒，有传染性。三期梅毒又称为晚期梅毒，传染性小，因常累及内脏，故又称为内脏梅毒。

一期梅毒：梅毒螺旋体侵入人体后3周左右，侵入部位发生炎症反应，形成下疳。

二期梅毒：下疳发生后7～8周，体内螺旋体又大量繁殖，由于免疫复合物的沉积引起全身皮肤、黏膜广泛的梅毒疹和全身性非特异性淋巴结肿大。

三期梅毒：常发生于感染后4～5年，病变累及内脏，特别是心血管和中枢神经系统，形成特征性的树胶样肿。由于树胶样肿纤维化、瘢痕收缩引起严重的组织破坏、变形和功能障碍。

（3）先天性梅毒根据被感染胎儿发病的早晚有早发性和晚发性之分。

早发性先天性梅毒指胎儿或婴幼儿期发病的先天性梅毒。晚发性先天性梅毒多发生在2岁以后。患儿发育不良，智力低下，可引发间质性角膜炎、神经性耳聋及楔形门齿，并有骨膜炎及马鞍鼻等体征。

临床上，早期梅毒主要表现为硬性下疳和梅毒疹。晚期梅毒主要表现为树胶样肿形成，累及内脏器官，病变侵犯主动脉，可引起梅毒性主动脉炎、主动脉瓣关闭不全、主动脉瘤等。梅毒性主动脉瘤破裂常是患者猝死的主要原因。神经系统、肝、骨、关节也常受累。

2. 淋病　是由淋球菌感染引起的急性化脓性炎，是最常见的性传播疾病，多发生于15～30岁年龄段，以20～24岁最常见。成人几乎全部通过性接触传染，儿童可通过接触患者用过的衣物等传染。人类是淋球菌的唯一宿主。

3. 艾滋病（AIDS）　即获得性免疫缺陷综合征，由人类免疫缺陷病毒（HIV）感染引起。其特征为严重免疫抑制，导致机会性感染、继发性肿瘤及神经系统症状。临床表现为发热、乏力、体重下降、全身淋巴结肿大及神经系统症状。

AIDS按病程可分为三个阶段：

（1）早期（又称为急性期）：感染HIV 3～6周后，可表现出咽痛、发热、肌肉酸痛等非特异性症状。病毒在体内复制，但由于患者尚有较好的免疫反应能力，2～3周后这些症状可自行缓解。

（2）中期（又称为慢性期）：机体的免疫功能与病毒之间处于相互抗衡的阶段，在某些病例此期可长达数年或不再进入末期。此期病毒复制持续处于低水平，临床可无明显症状或出现明显的全身淋巴结肿大，常伴发热、乏力、皮疹等。

（3）后期（又称为危险期）：机体免疫功能全面崩溃，临床表现为持续发热、乏力、消瘦、腹泻，并出现神经系统症状，明显的机会性感染及恶性肿瘤，血液检测淋巴细胞明显减少，尤以 $CD4^+T$ 细胞减少为主，细胞免疫反应丧失殆尽。

4. 尖锐湿疣　是由人乳头瘤病毒引起的性传播疾病，最常发生于 20～40 岁年龄段，主要通过性接触传播，但也可以通过非性接触的间接感染而致病。病变肉眼呈疣状颗粒，有时较大呈菜花状生长，顶端可有感染溃烂，触之易出血；镜下表皮浅层挖空细胞出现有助于诊断。

（七）狂犬病

狂犬病是狂犬病病毒侵犯中枢神经系统引起的一种急性传染病。狂犬病的病理学特征是在神经细胞胞质内见到嗜酸性病毒包涵体，即内氏小体（Negri body），以大脑海马旁回、延髓、小脑浦肯野细胞内较多见。

狂犬病的临床表现可分为前驱期、兴奋期和麻痹期。兴奋期出现的恐水症状是本病的特征性表现，典型者饮水、思水以致听到水声、提及饮水均可引起严重的咽喉肌痉挛。患者极渴但又不敢饮水，即使饮水也不敢下咽，常伴有脱水。狂犬病病死率极高，一旦发病几乎死亡。因此被狂犬咬伤后，应及时进行预防注射，这是避免发病的有效措施。

【相关知识衔接】

本章涉及的均是由病原微生物引起的具有传染性的疾病，学习该部分内容需要以病原微生物的知识为基础。与本章疾病关系密切的有细菌（结核病、流行性脑脊髓膜炎、细菌性痢疾、淋病）、病毒（流行性乙型脑炎、手足口病、艾滋病、尖锐湿疣、狂犬病）、螺旋体（梅毒）。

细菌的致病因素主要与毒力相关，包括细菌的侵袭力及细菌产生的毒素。侵袭力是病原菌突破机体的防御功能，侵入机体并在体内定居、繁殖和扩散的能力。构成侵袭力的物质基础是菌体表面结构和侵袭性酶类。菌体表面结构主要包括荚膜和菌毛。侵袭性酶类一般不具有毒性，但能在感染过程中协助病原菌抗吞噬或扩散，如血浆凝固酶、透明质酸酶等。细菌产生的毒素分为外毒素和内毒素。外毒素是某些细菌在代谢过程中产生并分泌到菌体外的毒性物质。如细菌性痢疾的病原体痢疾杆菌产生外毒素，具有神经毒性、细胞毒性和肠毒性，引起水样腹泻、昏迷等症状。外毒素免疫原性强，可刺激机体产生抗毒素抗体，经处理后脱去毒性仍保留免疫原性，可制成类毒素。抗毒素和类毒素在治疗、紧急预防及预防接种中发挥重要作用。内毒素是革兰氏阴性菌细胞壁中的脂多糖成分，当细菌死亡裂解或菌体破坏后才能释放出来，可引起发热反应、白细胞反应、内毒素血症与休克、弥散性血管内凝血。

病毒属于非细胞型微生物，只含一种类型核酸（DNA 或 RNA），必须在活细胞内以复制方式进行增殖。某些病毒在宿主细胞内增殖后，于细胞质或细胞核内形成嗜酸性或嗜碱性、圆形、椭圆形或不规则的团状结构，称为包涵体。这是细胞被病毒感染的标志，可经普通光学显微镜观察到，故其检查可用于辅助诊断某些病毒性疾病。如内氏小体（狂犬病病毒包涵体）可协助诊断狂犬病。病毒可通过水平传播（皮肤传播、呼吸道传播、消化道传播、性传播、血液传播、多途径传播）和垂直传播造成隐性感染或显性感染。病毒可以通过多种方式引起宿主细胞损伤或免疫功能低下。病毒性疾病传播快、危害大且大多数尚无特效治疗药物，故预防尤为重要，主要措施是做好疫苗接种工作，避免与传染源接触，切断传播途径。

螺旋体是一类细长、柔软、弯曲呈螺旋状，运动活泼的原核细胞型微生物。其基本结构与细菌相似，二分裂法繁殖，对抗生素敏感。梅毒螺旋体是引起人类梅毒的病原体。梅毒螺旋体螺旋致密而规则，两端尖直，运动活泼，在暗视野显微镜头下易于观察。经镀银染色呈棕褐色。对冷、热、干燥特别敏感，对一般消毒剂敏感，对青霉素、四环素、红霉素或砷剂敏感。机体对梅毒的免疫与感染同时存在，以细胞免疫为主。

病原微生物进入机体引起传染病，其重要表现之一是炎症反应，如局部出现变性、坏死、渗出、增生。

【强化训练】

（一）名词解释

1. 结核结节
2. 原发复合征
3. 结核球

4. 流行性乙型脑炎

5. 神经细胞卫星现象

6. 噬神经细胞现象

7. 流行性脑脊髓膜炎

8. 树胶样肿

9. 闭塞性动脉内膜炎

10. 小动脉周围炎

11. 三期梅毒

12. 内氏小体

（二）填空题

1. 结核病的基本病理变化有_____、_____和_____。

2. 原发复合征包括_____、_____和_____。

3. 继发性肺结核的常见类型有_____、_____、_____、_____、_____和_____。

4. 流行性乙型脑炎的镜下病变有_____、_____、_____、_____和_____。

5. 流行性脑脊髓膜炎的病情发展过程可分为_____、_____和_____三期。

6. 根据肺结核病变发生发展的不同特点,可分为_____和_____两大类。

7. 细菌性痢疾可分为_____、_____和_____三种。

（三）选择题

A1 型题

1. 结核病的主要传染途径是

    A. 呼吸道   B. 消化道

    C. 血行   D. 淋巴道

    E. 性接触

2. 结核病最易发生的组织器官是

    A. 脑   B. 心

    C. 肺   D. 肝

    E. 肾

3. 原发性肺结核最早出现的病变是

    A. 原发复合征   B. 原发病灶

C. 结核性淋巴管炎   D. 肺门淋巴结结核

E. 结核性胸膜炎

4. 临床最常见的继发性肺结核是

A. 局灶性肺结核   B. 浸润性肺结核

C. 干酪性肺炎   D. 结核球

E. 慢性纤维空洞性肺结核

5. 机体能吞噬结核分枝杆菌的细胞是

A. 中性粒细胞   B. 嗜酸性粒细胞

C. 淋巴细胞   D. 巨噬细胞

E. 嗜碱性粒细胞

6. 肺结核病分为原发性肺结核和继发性肺结核的依据是

A. 发病年龄不同

B. 结核分枝杆菌类型不同

C. 病程长短不同

D. 机体初次和再次感染的反应性不同

E. 感染途径不同

7. 原发性肺结核的原发病灶常位于

A. 肺尖部

B. 肺门部

C. 肺内多处

D. 肺上叶下部或下叶上部靠近胸膜处

E. 肺上叶上部或下叶下部靠近胸膜处

8. 继发性肺结核最早期病变是

A. 浸润性肺结核   B. 局灶性肺结核

C. 干酪性肺炎   D. 结核球

E. 结核性胸膜炎

9. 属非活动性肺结核病的是

A. 局灶性肺结核   B. 浸润性肺结核

C. 慢性纤维空洞性肺结核   D. 干酪性肺炎

E. 结核性胸膜炎

10. 伴有严重中毒症状的继发性肺结核是

A. 浸润性肺结核   B. 局灶性肺结核

C. 结核性胸膜炎   D. 结核球

E. 干酪性肺炎

11. 结核病的病理诊断依据是

     A. 原发复合征   B. 结核结节

     C. 结核球   D. 干酪样坏死

     E. 钙化

12. 下列结核结节，不存在的细胞是

     A. 上皮样细胞   B. 朗汉斯巨细胞

     C. 成纤维细胞   D. 淋巴细胞

     E. 异物巨细胞

13. 结核病引起的坏死属于

     A. 液化性坏死   B. 干酪样坏死

     C. 纤维蛋白样坏死   D. 嗜酸性坏死

     E. 碎片状坏死

14. 对原发性肺结核描述错误的是

     A. 初次感染结核分枝杆菌   B. 多见于儿童

     C. 有特殊的免疫力   D. 形成原发复合征

     E. 易发生血行和淋巴道播散

15. 对原发性肺结核的原发病灶描述错误的是

     A. 多位于肺上叶下部或下叶上部靠近胸膜处

     B. 多为单个

     C. 灰白色

     D. 直径 1~1.5cm

     E. 病变以增生为主

16. 流行性乙型脑炎的主要传播途径是

     A. 血液传播   B. 虫媒传播

     C. 飞沫传播   D. 垂直传播

     E. 密切接触传播

17. 流行性脑脊髓膜炎的致病菌是

     A. 脑膜炎奈瑟菌   B. 肺炎链球菌

     C. 大肠埃希菌   D. 铜绿假单胞菌

     E. 流感嗜血杆菌

18. 急性细菌性痢疾的粪便特点是

    A. 柏油样便   B. 鲜血便

    C. 白陶土样便   D. 米泔样便

    E. 黏液脓血便

19. 细菌性痢疾病变部位最严重的是

    A. 空肠   B. 回肠

    C. 十二指肠   D. 乙状结肠和直肠

    E. 盲肠

20. 急性细菌性痢疾早期肠黏膜的炎症性质是

    A. 纤维蛋白性炎   B. 急性卡他性炎

    C. 化脓性炎   D. 出血性炎

    E. 变质性炎

21. 梅毒的病原体是

    A. 细菌   B. 病毒

    C. 螺旋体   D. 支原体

    E. 衣原体

22. 下列不是梅毒传播途径的是

    A. 血液   B. 性接触

    C. 垂直传播   D. 接吻

    E. 蚊虫叮咬

23. 下列不是病毒引起的疾病是

    A. 艾滋病   B. 梅毒

    C. 尖锐湿疣   D. 乙型脑炎

    E. 手足口病

24. 下列不是艾滋病的传播途径的是

    A. 性传播   B. 血液及血制品

    C. 注射针头及医用器械   D. 垂直传播

    E. 蚊虫叮咬

25. 急性细菌性痢疾假膜脱落形成的溃疡形状是

    A. 环形   B. 不规则地图形

    C. 烧瓶状   D. 圆形或椭圆形

    E. 斜漏斗状

26. 病程超过一定时间为慢性细菌性痢疾，此时间是
    A. 1个月
    B. 2个月
    C. 3个月
    D. 6个月
    E. 1年

27. 下列关于手足口病的说法，错误的是
    A. 由肠道病毒感染引起
    B. 发病人群以5岁以下儿童为主
    C. 大多数患者症状轻微
    D. 表现为口腔和四肢末端的斑丘疹、疱疹
    E. 我国将手足口病按照乙类传染病管理

28. 诊断淋病的最可靠依据是
    A. 有不洁性交史
    B. 有膀胱刺激症状
    C. 泌尿系统化脓性炎
    D. 病变检出淋球菌
    E. 病变内有炎症细胞浸润

29. 诊断晚期梅毒的主要形态学依据是
    A. 干酪样坏死
    B. 凝固性坏死
    C. 淋巴性肉芽肿
    D. 树胶样肿
    E. 梅毒螺旋体

30. 梅毒累及心血管，主要病变部位是
    A. 左心室
    B. 右心室
    C. 主动脉
    D. 肺动脉
    E. 全身大、中等动脉

31. 梅毒疹发生的时间是
    A. 一期梅毒
    B. 二期梅毒
    C. 三期梅毒
    D. 一、二期均可
    E. 一、三期梅毒

32. 下列不是慢性菌痢病变特点的是
    A. 肠腔狭窄
    B. 肠道新旧病灶同时存在
    C. 溃疡表浅，愈合后不留瘢痕
    D. 肠壁增厚、变硬
    E. 黏膜过度增生形成息肉

33. 下列不是中毒性痢疾的特点的是
    A. 多见于儿童
    B. 起病急骤

C. 肠道病变和症状严重　　　　　　D. 全身中毒症状严重

E. 因感染性休克或呼吸衰竭而死亡

34. 梅毒患者猝死的主要原因是

A. 梅毒性主动脉炎　　　　　　　　B. 主动脉瓣关闭不全

C. 主动脉瘤破裂　　　　　　　　　D. 闭塞性动脉内膜炎

E. 树胶样肿

35. 下列关于狂犬病说法，不正确的是

A. 狂犬病毒有噬神经性　　　　　　B. 病犬和狂犬病患者是传染源

C. 病死率极高　　　　　　　　　　D. 病毒一般不入血

E. 病理学特征是在神经细胞胞质内见到嗜酸性病毒包涵体

36. 下列可引起尖锐湿疣的病毒是

A. EB 病毒　　　　　　　　　　　　B. 人类乳头瘤病毒

C. 疱疹病毒　　　　　　　　　　　D. 巨细胞病毒

E. 冠状病毒

37. 下列不属于性传播疾病的是

A. 淋病　　　　　　　　　　　　　B. 尖锐湿疣

C. 梅毒　　　　　　　　　　　　　D. 前列腺增生

E. 艾滋病

A2 型题

38. 患儿，1 岁，高热，咳嗽、呼吸困难，有结核病密切接触史，入院胸部 X 线检查示双肺密布粟粒大小、均匀一致、灰白色结节。首先考虑

A. 局灶性肺结核　　　　　　　　　B. 浸润性肺结核

C. 干酪样肺炎　　　　　　　　　　D. 血行播散性肺结核

E. 原发复合征

39. 患儿，男，4 岁，因"高热、头痛伴烦躁不安 3d、发作性四肢抽搐 2h"收入院。查体：体温 41℃，呼吸 32 次 /min，神志清，脑膜刺激征阳性。血常规：白细胞计数 $12×10^9$/L，中性粒细胞占比 53%，淋巴细胞占比 40%。脑脊液：有核细胞计数 $10×10^6$/L，蛋白质 0.4g/L，糖和氯化物正常。临床诊断为流行性乙型脑炎。目前首要的护理措施是

A. 使用脱水剂预防抽搐　　　　　　B. 给予吸氧以改善呼吸困难

C. 应用抗病毒药物　　　　　　　　D. 静脉补液维持水、电解质平衡

E. 采用物理降温和退热药物降低体温

40. 患儿，女，2岁，因"发热、呕吐2d，精神萎靡1d"收入院。查体：体温39℃，嗜睡，腹部多个出血点，脑膜刺激征阳性。最可能的诊断是

    A. 流行性出血热   B. 流行性脑脊髓膜炎

    C. 流行性乙型脑炎   D. 流行性感冒

    E. 流行性腮腺炎

41. 患儿，8岁，高热、腹痛、腹泻、脓血便、里急后重2d，有不洁饮食史。入院粪便镜检有大量脓细胞和一定量红细胞。最可能是

    A. 急性肺炎   B. 急性细菌性痢疾

    C. 急性肾炎   D. 急性肝炎

    E. 急性阑尾炎

42. 患儿，2岁，因低热，盗汗，咳嗽近2个月入院，查X线胸片呈哑铃状阴影。应诊断为

    A. 原发性肺结核   B. 局灶型肺结核

    C. 浸润性肺结核   D. 干酪性肺炎

    E. 结核球

A3/A4型题

患者，男，46岁，有吸烟史28年。患者1个月前受凉后低热、咳嗽、咳白色黏液痰，抗生素和祛痰治疗后未见好转；近半个月咳嗽咳痰加重，低热，盗汗，食欲减退，消瘦，乏力，胸闷伴咯血。入院体检，体温37.8℃，心率95次/min，律齐，呼吸23次/min。神志清醒，右锁骨下闻及少量湿啰音，肝脾未触及，四肢无异常。

43. 根据病史，患者所患疾病可能是

    A. 小叶性肺炎   B. 慢性支气管炎急性发作

    C. 肺结核   D. 大叶性肺炎

    E. 支气管扩张症

44. 下列无助于作出上述判断的是

    A. 吸烟史28年   B. 低热、盗汗

    C. 消瘦、乏力   D. 胸闷伴咯血

    E. 右锁骨下闻及少量湿啰音

45. 为进一步确诊，下述检查意义不大的是

    A. 血气分析   B. 胸部CT

    C. 结核菌素试验   D. 痰涂片

    E. 痰液细菌培养

患儿，男，11 岁，因流行性脑脊髓膜炎入院治疗。查体：体温 39.6℃，心率 108 次 /min，呼吸 20 次 /min，血压 110/70mmHg，神志清，双侧瞳孔等大等圆，对光反射灵敏；手臂、胸、腹及下肢等处散在瘀点；脑膜刺激征阳性。

46. 该患儿目前所处的临床类型是

    A. 脑型   B. 高热型

    C. 休克型   D. 普通型

    E. 暴发型

47. 对其密切接触的妹妹，预防措施正确的是

    A. 隔离观察 5d   B. 隔离观察 7d

    C. 不需要隔离   D. 医学观察 5d

    E. 医学观察 7d

48. 关于该患儿护理的注意事项，叙述错误的是

    A. 剪短患儿指甲，避免抓破皮肤   B. 遵医嘱给予物理降温或药物降温

    C. 保持呼吸道通畅，及时吸氧   D. 监测生命征、尿量等休克症状

    E. 禁食以避免吸入性肺炎或窒息

（四）简答题

1. 简述结核病的基本病理变化。

2. 比较原发性肺结核与继发性肺结核的区别。

3. 比较流行性乙型脑炎与流行性脑脊髓膜炎的区别。

4. 简述急性细菌性痢疾的病理变化。

5. 简述后天性梅毒各期的病理变化。

6. 简述艾滋病的基本病理变化。

7. 简述尖锐湿疣的病理变化。

（崔丽萍　于　琨）

选择题参考答案

绪　论

A1 型题

1. E　　2. D　　3. B　　4. A　　5. B　　6. A　　7. C　　8. D　　9. C

10. C

A2 型题

11. C　　12. C

第一章　疾病概论

A1 型题

1. A　　2. D　　3. E　　4. E　　5. A　　6. B　　7. C　　8. C　　9. C

10. D　　11. D　　12. D　　13. D　　14. E　　15. E　　16. B　　17. E　　18. E

19. A

A2 型题

20. B　　21. C

A3/A4 型题

22.（1）E　　（2）C　　（3）B　　（4）B　　（5）C　　（6）E

23.（1）A　　（2）C　　（3）E　　（4）D　　（5）B

第二章　组织细胞的适应、损伤与修复

A1 型题

1. C　　2. A　　3. B　　4. D　　5. B　　6. A　　7. C　　8. D　　9. E

10. D　　11. C　　12. A　　13. B　　14. E　　15. E　　16. B　　17. D　　18. B

19. D　　20. B　　21. C　　22. C　　23. E　　24. D　　25. C　　26. B　　27. E

28. E　　29. C　　30. A

A2 型题

31. C　　32. B　　33. E　　34. C　　35. A

36. B   37. D   38. E

第三章   局部血液循环障碍

A1 型题

1. E   2. A   3. A   4. A   5. D   6. C   7. D   8. E   9. B

10. C   11. B   12. D   13. E   14. E   15. A   16. D   17. A   18. A

19. C   20. A

A2 型题

21. A   22. B   23. D   24. A   25. B

A3/A4 型题

26. B   27. B   28. C   29. B   30. C   31. D

第四章   水   肿

A1 型题

1. C   2. E   3. A   4. B   5. A   6. D   7. B   8. C   9. A

10. D   11. D   12. C   13. A   14. C   15. D   16. A   17. C   18. A

19. C   20. C   21. D

A2 型题

22. C   23. D

A3/A4 型题

24.（1）A   （2）D

第五章   炎   症

A1 型题

1. A   2. D   3. B   4. C   5. E   6. E   7. A   8. B   9. B

10. D   11. C   12. A   13. C   14. B   15. D   16. D   17. B   18. D

19. C   20. A   21. D

A2 型题

22. D   23. E   24. E

A3/A4 型题

25.（1）D   （2）E

26.（1）B　　（2）B　　（3）C

第六章　发　　热

A1 型题

1. B　　2. E　　3. C　　4. B　　5. D　　6. C　　7. C　　8. D　　9. A

10. D　　11. C　　12. B　　13. C　　14. B　　15. D　　16. D　　17. C　　18. D

19. C　　20. D

A2 型题

21. A　　22. C

A3/A4 型题

23（1）C　　　（2）D　　　（3）B

第七章　休　　克

A1 型题

1. C　　2. B　　3. A　　4. B　　5. C　　6. E　　7. C　　8. D　　9. A

10. C　　11. C　　12. D　　13. A　　14. D　　15. D　　16. C　　17. B　　18. B

19. E　　20. E　　21. D

A2 型题

22. C

A3/A4 型题

23. D　　24. A　　25. D

第八章　缺　　氧

A1 型题

1. D　　2. B　　3. B　　4. C　　5. C　　6. B　　7. A　　8. C　　9. D

10. C　　11. C　　12. A　　13. D　　14. B　　15. A　　16. E　　17. D　　18. C

19. B　　20. E

第九章　肿　　瘤

A1 型题

1. D　　2. D　　3. D　　4. D　　5. A　　6. D　　7. C　　8. E　　9. C

10. C　　11. A　　12. D　　13. B　　14. C　　15. E　　16. D　　17. B　　18. B

19. A　　20. B　　21. E　　22. D　　23. A　　24. D　　25. A　　26. D　　27. A

A2 型题

28. C　　29. C　　30. C　　31. B　　32. D　　33. B　　34. D　　35. B

A3/A4 型题

36. C　　37. E　　38. E

第十章　呼吸系统疾病

A1 型题

1. D　　2. C　　3. A　　4. D　　5. A　　6. D　　7. E　　8. B　　9. B

10. C　　11. C　　12. A　　13. C　　14. B　　15. C　　16. D　　17. E　　18. D

19. C　　20. D　　21. A　　22. D　　23. C　　24. B　　25. B　　26. A　　27. E

28. D

A2 型题

29. B　　30. B　　31. A　　32. C　　33. E　　34. B

A3/ A4 型题

35.（1）B　　（2）D　　（3）E

第十一章　心血管系统疾病

A1 型题

1. B　　2. A　　3. E　　4. B　　5. B　　6. C　　7. B　　8. E　　9. A

10. B　　11. B　　12. A　　13. C　　14. C　　15. C　　16. C　　17. D　　18. D

19. D　　20. A　　21. B　　22. C　　23. E　　24. A　　25. A　　26. C　　27. B

28. D　　29. D

A2 型题

30. C　　31. B　　32. D　　33. C　　34. E　　35. B　　36. B　　37. A　　38. A

39. E

A3/A4 型题

40.（1）B　　（2）A　　（3）E

第十二章　消化系统疾病

A1 型题

1. D　　2. D　　3. D　　4. A　　5. E　　6. E　　7. E　　8. C　　9. E

10. D　　11. D　　12. E　　13. D　　14. E　　15. D　　16. E　　17. E　　18. C

19. C　　20. A　　21. D　　22. A　　23. A　　24. A　　25. C　　26. C　　27. B

28. D　　29. E　　30. D

A2 型题

31. E　　32. E　　33. D　　34. D　　35. A

A3/A4 型题

36.（1）B　　（2）B　　（3）B　　（4）B

37.（1）E　　（2）B　　（3）E　　（4）A

38.（1）A　　（2）B　　（3）D

39.（1）A　　（2）A　　（3）B　　（4）A

第十三章　泌尿系统疾病

A1 型题

1. A　　2. A　　3. C　　4. C　　5. A　　6. E　　7. E　　8. B　　9. D

10. D　　11. B　　12. A　　13. E　　14. C　　15. A　　16. C　　17. B　　18. B

19. C　　20. B　　21. C　　22. E　　23. C　　24. D　　25. A

A2 型题

26. D　　27. B　　28. B　　29. C

A3/A4 型题

30.（1）A　　（2）D　　（3）D

第十四章　传　染　病

A1 型题

1. A　　2. C　　3. B　　4. B　　5. D　　6. D　　7. D　　8. B　　9. A

10. E　　11. B　　12. E　　13. B　　14. C　　15. E　　16. B　　17. A　　18. E

19. D　　20. B　　21. C　　22. E　　23. B　　24. E　　25. B　　26. B　　27. E

28. D　　29. D　　30. C　　31. D　　32. C　　33. C　　34. C　　35. B　　36. B

37. D

A2 型题

38. D　　39. E　　40. B　　41. B　　42. A

A3/A4 型题

43. C　　44. A　　45. A　　46. D　　47. E　　48. E

参 考 文 献

[1] 卜修武,李一雷. 病理学[M]. 10 版. 北京:人民卫生出版社,2024.

[2] 黄晓红,周士珍. 病理学基础[M]. 4 版. 北京:人民卫生出版社,2022.

[3] 王建枝,钱睿哲,周新文. 病理生理学学习指导与习题集[M]. 2 版. 北京:人民卫生出版社,2019.

[4] 李一雷,李连宏. 病理学学习指导与习题集[M]. 北京:人民卫生出版社,2018.

57检